Manfred Leitner

Das kleine Buch der Lachübungen

Besser leben durch Lachen

Lachzeichnungen von Annett Hoffmann

1. Auflage 2010

www.schwedhelm-verlag.de

Herstellung: Druck Team KG, Regensburg
Satz: modern Art, Regensburg

ISBN 978-3-941317-04-8

Inhaltsverzeichnis

Humor ist der Schwimmgürtel auf dem Strom des Lebens.

Wilhelm Raabe

Vorwort

Wie mir Lachen wichtig wurde

Lachen braucht weniger Energie als ein ernstes Gesicht
Anton Gunzinger

Ich gebe zu, dass ich immer schon gerne gelacht habe. Dass ich diese Neigung zu meiner Passion gemacht habe ist auch Michael Berger (www.harlekinaeum.de/) zu verdanken. Er war die Quelle für meine Abteilung „verrückte Geschenke" in meinem Geschenkeladen, „der ‚andere' Laden" in Regensburg, mit dem ich 30 Jahre lang mich und meine Familie ernährte. Dort hatte ich immer einige Regale mit völlig überflüssigen aber witzigen Geschenk-Ideen wie z.B. Stacheldrahtglas, Herrenbikini, Spick-Kuli, Besteck zum Spaghettidrehen, Sticker, auf denen die Crème de la crème der deutschen Industrie respektlos auf die Schippe genommen wurde. Michael Berger sorgte mit seinen Kreationen immer für reichlich ausgefallenen Nachschub und kollidierte damit oft mit dem Rechtsverständnis der jeweiligen Konzern-Rechtsabteilungen. Deshalb wurde er immer wieder vor deutsche Gerichte zitiert, weil er wieder mal einem Konzern zu frech gekommen war. Für die Medien immer ein gefundenes Fressen, für Michael „lachende Werbung" und für die deutsche Öffentlichkeit auch viel Stoff darüber zu diskutieren, wie weit Humor und Spaß gehen dürfen.

1998 erzählte mir Michael auf einer Geschenkartikel-Messe, dass er ein Projekt „Clowns in Kliniken" in Moskau finanziell unterstütze. Im darauf folgenden Jahr war dann die Taufe des ersten deutschen Lachclubs in Wiesbaden (siehe auch nachfolgende Liste „Lachentwicklung"). Bei meinem Besuch in der „Kirche des Humors" war ich so begeistert, dass ich sofort nach meiner Rückkehr mit der Hilfe von Gudula Steiner-Junker im Juni 1999 den ersten Bayrischen Lachclub gründete und seitdem regelmäßig mit meinen Lachsalven die Umwelt verunsichere.

Seit 2001 biete ich Seminare an, die sich jeweils am Bedarf des Nachfragers orientieren. Firmen wollen in erster Linie das Lachpotential der Mitarbeiter fördern um damit „Personal-Ressourcen der anderen Art" zu aktivieren. In Volkshochschulen spanne ich den Bogen von Lachübungen nach Dr. Madan Kataria bis zu den wissenschaftlichen Grundlagen des Lachens und der Wirkung von Humor und Heiterkeit im Alltag.

So hat das Lachen mit allen Facetten in meinem Leben große Bedeutung erlangt und im Rückblick viele schöne Kontakte entstehen lassen, ganz viel Freude gebracht und meine eigene Befindlichkeit bestens optimiert.

Regensburg, im Oktober 2009

Humor ist, wenn man trotzdem lacht.

Deutsches Sprichwort

Die Entwicklung der Lachbewegung

Es ist von größter Wichtigkeit, dass wir lernen, über uns selbst zu lachen.
Katherine Mansfield

1986	Michael Christensen vom „New York Stadtzirkus" beginnt Kinder als professioneller Clown (Clown Doctoring) im Krankenhaus zu überraschen
1. April 1990	Michael Berger eröffnet das HARLEKINÄUM, sein Lachmuseum in Wiesbaden, mit vielen verrückten Objekten, die Menschen zum Lachen animieren.
1993/1994	1993 kommt eine der New Yorker Clown Doktoren, Laura Fernandez, nach Deutschland und gründet zusammen mit anderen nach dem New Yorker Vorbild 1994 den Verein DIE CLOWN DOKTOREN E.V., Wiesbaden.
Herbst 1993	Grundsteinlegung des „Silly Hospital" (Humor-Krankenhaus) in Arlington, VA, USA durch den Arzt Patch Adams
13. März 1995	Gründung des weltweit ersten Lachclubs in Mumbay durch den Arzt Dr. Madan Kataria (der auch den Weltlachtag initiiert)
5. Oktober 1996	1. Europäischer Kongress für HUMOR IN DER THERAPIE, Basel (CH)
November 1996	Gründung der HUMOR AKADEMIE OLYMPIA. Die Philosophie dahinter ist, den Verstand weniger wichtig zu nehmen als den Humor. Auch hier steckt Michael Berger mit dahinter.

1. April 1997	Weltpremiere und Taufe des NULLTAGES, Wiesbaden, der eine neue Zeitrechnung beginnen soll, nämlich den Beginn des Humorzeitalters. Die Nullosophie ist geboren.
11. Januar 1998	Erste Ausrufung des Weltlachtages in Mumbai-Mahalaxmi
3. Dezember 1998	Gründung des ersten europäischen LACHCLUBS in Wiesbaden
10. Januar 1999	1. WELTLACHTAG in der Humorkirche in Wiesbaden
Frühjahr 1999	Deutsche Uraufführung des Films PATCH ADAMS in Karlsruhe mit Robin Williams in der Hauptrolle
6. Juni 1999	Einweihung des LACHMALS auf dem Gelände der Humorkirche in Wiesbaden.
28. Juni 1999	Gründung des 1. Bayerischen Lachclubs in Regensburg
6. Mai 2001	3. WELTLACHTAG in der Humorkirche und Uraufführung des in der Humorkirche gedrehten Videos mit Dr. Kataria-Lachübungen. Parallel dazu kommt es weltweit zu weiteren Lachclubgründungen, es finden Humorkongresse statt, es kommt zu Gründungen von Lachyoga-Schulen und die wissenschaftliche Lachforschung wird weiter vorangetrieben. Dieser Trend hält bis heute an und scheint noch einiges an Überraschungen bereit zu halten.

Lachen ist die beste Medizin.

Sprichwort

Gesundheitliche Aspekte des Lachens

„Wer den Tag mit Lachen beginnt, hat ihn bereits gewonnen."
Aus Tschechien

Der wichtigste Aspekt ist, Lachen immer zuzulassen und bei jeder sich bietenden Gelegenheit zu unterstützen. Je mehr Sie lachen, desto sichtbarer werden die Auswirkungen, die das Lachen bei Ihnen hinterlässt. Tun Sie sich selber einen großen Gefallen, indem Sie viel lachen: Lachforscher (Gelotologen) haben herausgefunden, dass Personen, die gerne lachen, gesünder, glücklicher und erfolgreicher sind als sauertöpfische Mitmenschen. So prophezeien Ärzte dem fröhlichen Menschen, der gerne lacht, einen normalen Blutdruck und sogar eine längere Lebenszeit.

Dr. Michael Tietze stellte mir für meine Internetseite einen Artikel zur Verfügung, in dem er u.a. beschreibt, was beim Lachen im Körper vor sich geht:
„Der Zygomaticus-Muskel zieht den Mund nach oben und sorgt für einen glücklichen Ausdruck. Der Augenmuskel wird angespannt und aktiviert im Gehirn positive Gefühle. Der „Lachmuskel" spannt 17 Gesichtsmuskeln an, darunter die des Tränensacks, so dass wir „unter Tränen lachen können"! Der Mund weitet sich, weil die Ein- und Ausatmung (stoßweise) vervielfacht wird. Dabei werden die Stimmbänder in Schwingung versetzt, so dass es die typische stakkatoartigen Lachlaute gibt. Der Brustkorb wird gezerrt (manchmal schmerzhaft). Der Körper schaukelt hin und her. Das Zwerchfell „hüpft" und massiert die Eingeweide. Lachen ist Ausdruck reiner Befreiung, vollkommener Spannungslösung. Im Lachen steigen wir aus jeglicher Selbstkontrolle aus. Wir überlassen uns ganz der „Weisheit des Körpers" - so wie das auch ein neugeborenes Kind tut. Damit kann die ursprünglichste und reinste Lebensfreude fließen"

Muskeltraining
Sind Sie ein Sportmuffel? Sie können beruhigt sein, wenn Sie regelmäßig lachen. Beim Lachen werden nicht nur 17 Gesichtsmuskeln, sondern insgesamt mehr als 100 Muskeln bewegt – ganz schön schwere Arbeit, ohne sich aber dabei wirklich anstrengen zu müssen.

10 Minuten Lachen sind angeblich so gesund wie 30 Minuten Joggen oder Entspannungstraining.

Bewegungsforscher haben herausgefunden, dass Muskeln beim Lachen stärker beansprucht werden als z. B. bei physiotherapeutischen Übungen. Lachen stärkt die Muskulatur, macht dazu große Freude und löst letztendlich Glücksgefühle aus, wie bei anderen sportlichen Betätigungen auch.

Hirntraining

Die Sauerstoffversorgung wird erheblich verbessert, weil Sie durch das Lachen etwa drei- bis viermal so viel Sauerstoff verbrauchen wie im entspannten Zustand des Körpers. Ihr Gehirn freut sich über die Sauerstoffdusche und dankt es Ihnen durch klares Denken und eine wache, optimistische Grundstimmung.

Bei der Forschung nach dem Humorzentrum ist man darauf gestoßen, dass die Lustzentrale tief im Inneren des Gehirns verborgen ist. Sie gehört zum limbischen System, dem Gefühlszentrum. Das wird z B. aktiv, wenn wir über einen Witz lachen können. Da man nicht gleichzeitig lachen und denken kann, hat der Geist beim Lachen Pause und kann sich rundum entspannen. Ergänzend hilft Lachen auch bei Schlaflosigkeit und bei depressiven Verstimmungen, weil es innere Blockaden und Stress abbaut.

Herz-Kreislauftraining

Der Hauptmuskel für das Einatmen wird so stark aktiviert, dass dadurch die Atemkapazität stark erhöht wird. Der Puls wird schneller, die Durchblutung verbessert. Dabei wird das Herz-Kreislaufsystem gestärkt und damit dem Herzinfarkt vorgebeugt.

In einer 20-jährigen Langzeitstudie wurde außerdem festgestellt, dass der Blutdruck bei Teilnehmern, die ihr Leben fröhlich verbrachten und viel lachten, gut und normal ist. Griesgrame und Stressgeplagte hatten dagegen häufig ab 50 Jahren einen stark erhöhten Blut-

Lachen ist gesund.

Sprichwort

Jedes Mal, wenn ein Mensch lacht, fügt er seinem Leben ein paar Tage hinzu.

Curzio Malaparte

druck. Beim Lachen steigt zunächst kurz der Blutdruck an, unmittelbar danach entspannt sich die Muskulatur der Arterien, so dass das Gefäßvolumen erhöht wird und sich der arterielle Druck verringert. Dies ist auch eine der Ursachen, warum Lachen immer eine entspannende Wirkung entfaltet. Im Anschluss daran geht der Blutdruck wieder auf normal zurück und hinterlässt eine tiefe Entspannung. Wundern Sie sich also nicht, wenn Sie nach einem heftigen Lachanfall oder Lachübungen zu gähnen anfangen und gegen ein Nickerchen nichts einzuwenden hätten.

Schönheitstraining

Und was passiert im Gesicht? 17 Muskeln bewegen sich, die Mundwinkel zieht es nach oben, die Nasenlöcher weiten sich, die Augen werden schmäler und die Augenbrauen wandern nach oben. Lachen ist dem Weinen nicht unähnlich, da bei heftiger Lachdauer der Tränenfluss ebenfalls in Gang gesetzt wird. Das bringt die Augen zum glänzen.
Sind Ihre Gesichtsmuskeln jetzt entspannt? Dann brauchen Sie sich nicht um eine gute Ausstrahlung zu sorgen.

Sozialtraining

Wenn Sie oft lachen und fröhlich sind, werden Sie immer Mitmenschen um sich herum haben, die Ihre Nähe suchen, weil heitere Menschen auf andere wie ein Magnet wirken. Wenn Ihre Gesichtsmuskeln entspannt ins Hier und Jetzt blicken, wirkt das auf andere ansteckend und schafft eine fröhliche und lockere Atmosphäre.

Entspannungstraining

Unsichtbar laufen in Ihrem Gehirn noch einige Prozesse ab, die das Lachen zum Multi-Wohlfühl-Anlass erheben. Die Signale des Lachens setzen das Glückshormon Seratonin frei, schon fühlen Sie sich spitzenmäßig. Täglicher Stress wird zuverlässig abgebaut durch eine verminderte Produktion der Stresshormone Adrenalin und Cortisol. Es kommt dadurch zu einem besseren und erholsameren Schlaf mit weit reichenden Folgen.

Immunkräftetraining
Ganz zu schweigen von den langfristigen Wirkungen, wie eine gestärkte Immunabwehr und eine geringere Schmerzempfindlichkeit bei gleichzeitig gestärktem Heilungsprozess. Bei regelmäßigen Heiterkeitsanfällen wird das körpereigene Immun-System aktiviert. Verabschieden Sie den kleinen Schnupfen und den rauen Hals, indem Sie jede sich bietende Möglichkeit nutzen, um zu lachen. Besonders eignet sich hierfür die Hasya-Übung „Löwenlachen", da hier durch die herausgestreckte Zunge eine starke Durchblutung des Mundinnenraumes stattfindet und damit die Immunkräfte weiter gesteigert werden.

Schmerzlinderungstraining
Untersuchungen zeigen, dass durch das Lachen Endorphine und Katecholamine ausgeschüttet werden. Endorphine sind körpereigene Schmerzmittel, Katecholamine sind stimulierend und wirken aufheiternd. Darum fühlt man sich wie leicht beschwipst nach einem heftigen Lachanfall. Es gibt viele Berichte von Menschen, die nach intensivem Lachen eine deutliche Verminderung ihrer Schmerzen oder gar mit der Zeit deren völliges Verschwinden erfahren haben. Am bekanntesten sind die Schilderungen von Norman Cousins, der in seinem Buch „Der Arzt in uns selbst. Wie Sie ihre Selbstheilungskräfte aktivieren können" (2008) schildert, wie er durch unterschiedliche Lachstrategien seine unheilbare Krankheit Spondylarthritis, die mit großen Schmerzen verbunden war, besiegen konnte.

Verdauungstraining
Beim Lachen „knetet" das Zwerchfell aufgrund der Lachbewegung den Magen-Darm-Bereichs so durch, dass wie bei einer Massage die Verdauung in Schwung kommt.
Auch wird durch die Kontraktion der Bauchmuskulatur das Zwerchfell so stimuliert, dass durch die Senkung des Zwerchfelles Leber und Gallenwege tiefgreifend durchgeknetet werden.

Gegen all euer Leiden verschreibe ich euch Lachen.
François Rabelais

Lache und die Welt lacht mit dir, weine und du weinst allein.

Charlie Chaplin

Lachen macht high

Es aktiviert den gleichen Gehirnbereich wie Kokain und Geld. Mit der Magnetresonanztomographie haben amerikanische Forscher wissenschaftlich beweisen können, dass Lachen wie eine Droge wirkt. Und das ganz legal!

Selbstheilungstraining

Es werden Botenstoffe (z.B. Gamma-Interferon) aktiviert, die z.B. die Vermehrung von schädlichen Tumorzellen hemmen. Die Selbstheilungskräfte des Körpers erfahren eine Stärkung, die unter Verzicht auf Medikamente zu erstaunlichen Ergebnissen führen.

Auch wenn die Forschung noch am Anfang steht, probieren Sie es einfach aus und lachen Sie. Je öfter desto besser! Falls Sie bisher wenig lachen, denken Sie daran: Lachen kann genau so geübt werden wie jede andere Tätigkeit, die eine Änderung anstrebt.

Nun ist es natürlich nicht so, dass von einem Lachanfall sofort alle Register des körperlichen Wohlbefindens gezogen werden, sondern eher eine subtile Verbesserung des Zustandes erkennbar wird. Wichtig ist zu wissen, dass immer, gleichgültig ob sie jetzt einen konkreten Anlass (z. B. einen Witz hören) oder „Lachen ohne Grund" (Hasya-Yoga) praktizieren, immer die selben Wirkungen eintreten. Es muss nicht betont werden, dass Sie der einzige Mensch sind, der diesen Prozess auslösen kann. Sie sind also für Ihr Glück selbst verantwortlich.

Lachen und seine Sozialbedeutung

Überall wo Menschen zusammenkommen erklingt früher oder später fröhliches Lachen. Einerseits als ein Zeichen für Sympathie und andererseits eines für ein bestehendes Einverständnis. Es hat eine beruhigende und auch begrenzende Wirkung auf vielerlei Konfliktsituationen. Der Spruch „Lachen ist Balsam für die Seele" (Volksmund) bringt gut zum Ausdruck, dass Lachen eine besänftigende Wirkung hat, was wiederum für viele Sozialbeziehungen sehr förderlich ist.

Verhaltensforscher haben herausgefunden, dass Lachen als ein Teil der Primaten-Evolution gezeigt hat, dass es seit Millionen Jahren Konfliktlösung und Friedfertigkeit signalisiert. Wer gut und spontan lachen konnte hatte ganz klar einen Selektionsvorteil. Er musste also nicht kämpfen und vielleicht wegen einer Verletzung pausieren.

Dazu weiß die Gehirnforschung zu berichten, dass Lachen in einer Gehirnregion ausgelöst wird, die deutlich älter ist als das Sprachzentrum. Vermutlich handelte es sich um eine ehemalige Drohgebärde nach außen, die sich innerhalb einer Gruppe als verbindendes Element der Zugehörigkeit zeigte.

Heute kann Lachen ganz klar als soziale Kompetenz gedeutet werden, die das Miteinander wesentlich vereinfacht. Es gibt sogar eine eigene Wissenschaftsdisziplin, die Grundlagen, Voraussetzungen und Wirkungen von Humor, Lachen und Komik untersucht. Die Lachforschung oder Gelotologie beschäftigt sich auch mit deren Anwendung im Gesundheitssektor. Hier seien die Humortherapie, die Besuche der Klinikclowns und die Anwendung in der Altenpflege genannt. Auch Unternehmen holen sich hier Rat, um mit einer Humorberatung die teambildenden Fähigkeiten ihrer Mitarbeiter über das übliche Fachwissen hinaus zu stärken.

Humor ist keine angeborene Fähigkeit, sondern muss wie jede andere Fähigkeit auch sowohl erlernt als auch trainiert werden. Das heißt, eingefahrene Wege müssen verlassen und unbekannte Sichtweisen akzeptiert werden. Improvisation tritt an die Stelle von Altbekanntem, dieses lässt sich unter neuen Aspekten betrachten und damit zu anderen Erkenntnissen kommen.

Wo das Lachen verboten ist, ist gewöhnlich auch das Weinen nicht gestattet.

Stanislaw Jerzy Lec

Wo Glaube ist, da ist auch Lachen.

Martin Luther

Osterlachen

Heute wissen wir nicht nur durch die Lachforschung um die segensreiche Wirkungen von herzhaftem Lachen. Die Vorstellung, dass dies in einem sakralen Raum geschieht, ist allerdings in unserer Zeit eher nicht mehr vorstellbar.
Ich hatte 2002 während des Humorkongresses in Stuttgart die Möglichkeit in der Stuttgarter Hospitalkirche unbändiges Lachen in einer Kirche zu erleben. Es handelte sich hierbei nicht um das Osterlachen (lateinisch risus paschalis, bedeutet soviel wie österliches herzhaftes Lachen), sondern um Yogalachen ohne die Mithilfe eines Priesters. Zugegeben war es anfangs sehr befremdlich in einem Raum, anhaltend lautes Gelächter zu hören, der normalerweise der liturgischen Feier vorbehalten bleibt. Lachen in der Kirche und besonders im Gottesdienst sahen und sehen nicht alle Beteiligten in gleicher Weise als angemessen an. Schon Martin Luther (1483 – 1546) lehnte diesen Brauch als „närrisch lächerliches Geschwätz" ab, auch andere Pfarrer konnten dieser Art der liturgischen Feier nichts abgewinnen.

In meinen Seminaren wurde immer wieder im Zusammenhang mit „unpassendem" Lachen erzählt, dass einzelne Teilnehmer unabhängig voneinander, einen unbändigen Lachdrang in der Kirche verspürten und nahezu davon überwältigt wurden. Sie konnten diesem Lachanfall nur entkommen indem sie entweder in ein Tuch lachten oder den Kirchenraum verließen und sich draußen auslachten. Die meisten empfanden es als ungebührlich und befürchteten, dass die Ernsthaftigkeit und Sakralität sehr gestört worden wäre, wenn sie einfach dem Lachdrang nachgegeben hätten. Dabei hat schon Jesus für den Himmel versprochen „Ihr werdet lachen!" (Lk 6,21).

Bereits ab dem 14 Jahrhundert hat es den christlichen Brauch des Osterlachens gegeben, mit allerlei lustigen Äußerungen die Gemeinde während der Oster-Predigt zum Lachen zu bringen. Bis zum 19. Jahrhundert war dies in einigen Regionen ein fester Teil des österlichen Gottesdienstes.

Der Grundgedanke des Osterlachens war, die Osterfreude zum Ausdruck zu bringen. Gleichzeitig symbolisiert das Osterlachen die Überlegenheit und den Sieg über den Tod, der sich an Christus „verschluckt" hat und der Lächerlichkeit preisgegeben ist.
Das Osterlachen war gleichzeitig eine fröhliche Art, Kritik zu üben an Vorgängen, die ansonsten wenig Zustimmung erhielten.
Laut dem Priester Karl Veitschegger wurde im 18. Jahrhundert das Osterlachen immer seltener. Die Regensburger Diözesankonstitutionen von 1835 verbannten „Fabeln, gereimte Dichtungen und Obskures" aus den Predigten. Die Diözese Regensburg ist dabei wohl nur ein Beispiel, ähnliche Anordnungen ließen sich wahrscheinlich auch in den Konstitutionen anderer Diözesen finden." Die Einforderung eines liturgischen Ernstes tat sein übriges, so dass das Gelächter im katholischen Gottesdienst immer mehr verstummte.
Karl Veitschegger weiß auch hierzu zu berichten:
http://members.aon.at/veitschegger/texte/risuspaschalis.htm
„Noch 1906 soll in Reischach, Landkreis Altötting, ein Pfarrer mit Witzen und Anekdoten bei der Osterpredigt das ganze Kirchenschiff zum Lachen gebracht haben. Er war mutmaßlich der letzte, der die mittelalterliche Tradition des „risus paschalis", des „Osterlachens" praktizierte. Unter seinem Nachfolger siegte auch in dieser Gemeinde der liturgische Ernst. Freilich trieben es die Prediger im Mittelalter beim Ostergottesdienst manchmal recht bunt. Sie erzählten nicht nur harmlose Scherze und Schmunzelgeschichten, sondern machten die Kanzel häufig zur Bühne, wo sie ihr komödiantisches Talent voll auslebten. Grimassen schneidend, Haare raufend, Zunge zeigend, mit Händen und Füßen gestikulierend gaben sie den Sieg Christi über Hölle, Tod und Teufel wie einen Bauernschwank zum Besten. Das Kirchenvolk brüllte auf, klopfte sich auf die Schenkel und rief nach Zugabe. Da ließ sich der eine oder andere Prediger dazu hinreißen, plötzlich wie eine Henne zu gackern, um dann aus der Kutte ein angeblich von ihm gelegtes Ei hervorzuzaubern. Welch Gegröle und Gekreische im weihrauchschwangeren Gotteshaus! Christus ist auferstanden, der Teufel hat nichts mehr zu lachen und die Erlösten können sich vor Lachen kaum mehr halten!"

Es gibt keinen wissenschaftlichen Beweis dafür, dass das Leben ernst sein muss.
Unbekannter Verfasser

Solange man lacht, ist man in der Gesellschaft der Götter.
Aus Japan

Der Schweizer Reformator Wolfgang Capito entgegnete auf die Einwände seiner Pfarrerkollegen mit dem Hinweis, dass das Osterlachen die Leute in der Kirche am Einschlafen hindere und es besser sei vor lachenden Menschen zu predigen, als in leeren Kirchen!

Letztlich wurde aber das Osterlachen gänzlich abgeschafft und durch ernste Rituale ersetzt, was von manchen Seelsorgern sehr bedauert wurde. Ist doch Lachen ein Akt der Befreiung, der insbesondere Kontrollfreaks und Machtmenschen zur Verzweiflung treiben kann und gleichzeitig die Niedrigen erhöht.

Aber, so fragen sich viele Christen heute, ist wegen der Abschaffung des Osterlachens deshalb den Gläubigen das Lachen für immer vergangen?

Lachclubs

In Deutschland gibt es 2009 ca. 110 Lachclubs, weltweit dürften es 6.000 in allen Ländern der Erde sein.
Die Lachbewegung ist eine globale Initiative zur Einigung aller Menschen durch voraussetzungslose Liebe und Lachen. Sie ist nicht religiös, nicht auf Bevölkerungsgruppen bezogen und nicht profitorientiert.
Ihr Ziel ist Gesundheit, Freude und Frieden durch Lachen zu vermitteln.

Da es sich bei den Initiatoren um unterschiedlichste Individuen handelt, ist natürlich jeder Lachtermin anders und trägt die Handschrift der jeweiligen Initiatoren.
Die Mitglieder des jeweiligen Lachclubs, ihre Familien, Freunde und Bekannte treffen sich an einem bekannten Ort zum Beispiel einem Platz, einem Gebäude oder wie in Regensburg im Herzogspark, der während des Jahres als Treff für den Lachclub dient.

Die Lachtreffen der Lachclubs laufen immer ähnlich ab. Entwickelt haben sie sich aus den Treffen in Mumbay, wo Dr. Kataria bei täglichen Treffen die Menschen um sich herum zum Lachen bringen wollte. Angefangen mit Witzen, Kitzeln, Grimassen, roter Nase, hat er festgestellt, dass sich das nicht auf Dauer durchhalten lässt. So entwickelte er das sog. „Lachen ohne Grund“, das Yoga-Lachen.

Weltweit können Sie sich daran beteiligen und finden sich immer zurecht, weil es nach den Ideen von Dr. Kataria strukturiert ist.
Jedes Treffen beginnt mit Entspannungsübungen, dann folgen die Lachübungen, die immer wieder abgeschlossen werden mit einer Atemübung und dem typischen „ho-ho-ha-ha-ha“, begleitet von rhythmischem Händeklatschen.
Am Ende wird ein positiver Gedanke verstärkt, indem man ihn gemeinsam laut ruft, z. B. „Ich bin der glücklichste Mensch auf der Welt“ und mit den Händen gemeinsam nach oben schleudert.

Im folgenden finden Sie zunächst einige vorbereitende Entspannungsübungen, dann folgt eine Sammlung von Lachübungen und später noch Tipps, die über das Lachen hinausgehen.

Die Menschen nehmen sich selbst zu ernst. Das ist die Erbsünde der Welt. Hätte der Höhlenmensch zu lachen verstanden, wäre die Weltgeschichte anders verlaufen.

Oscar Wilde

Ein junger Mensch, der niemals weint ist ein Ungeheuer. Ein alter Mensch, der nicht lacht, ist ein Narr.

George Santayana

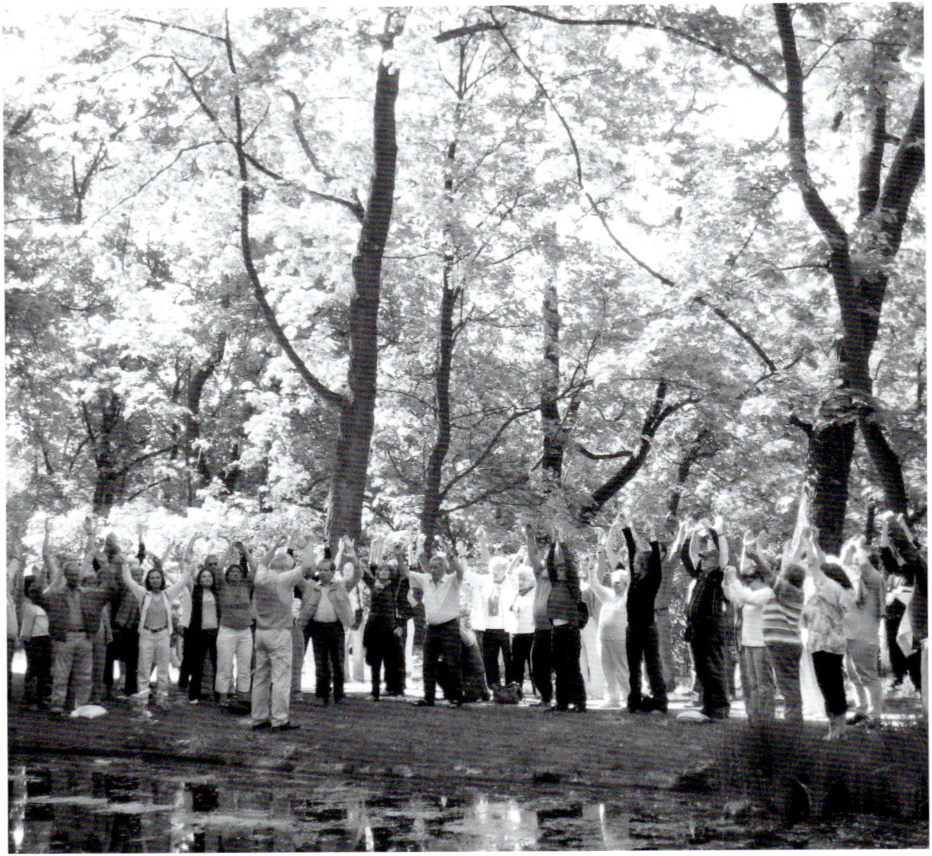

Weltlachtag 2009 in Regensburg: Atemübung

Weltlachtag

Einmal im Jahr, seit 2001 immer am 1. Sonntag im Mai, wird von vielen Menschen auf allen Kontinenten der Weltlachtag gefeiert. Ihm liegt die Idee zugrunde, dass wer lacht im selben Augenblick nicht aggressiv sein kann um einen anderen zu töten. Auch soll ein globales Bewusstsein für Freundschaft und Lebensfreude angeregt werden. So wird das Lachen zu einer Art Friedensbewegung, weltweit treffen sich dazu Freunde der Lachbewegung um gemeinsam zu lachen, um sich auszutauschen und sich darüber Gedanken zu machen, wie zukünftig Kriege verhindert werden können.

Die Idee zum Weltlachtag hatte der Initiator und Gründer der Lach-Yoga Bewegung, Dr. Madan Kataria der diesen zum ersten Mal am 11. Januar 1998 in Bombay (heute Mumbai), Indien organisierte. Die Idee der Lachclubs und des Weltlachtags kamen auch bald in Europa an, wo sich schon am 9. Januar 2000 mehr als 10.000 Menschen auf dem Rathausplatz in Kopenhagen trafen, um gemeinsam mit schallendem Gelächter die Friedensaktivität zu demonstrieren.

Im Ursprungsland Indien werden Friedensparaden veranstaltet, bei denen Transparente, Schilder und Parolen wie „Ich liebe es zu lachen", „Lachen braucht keine Worte" oder einfach nur „Ho, ho, ha, ha, ha" durch die Strassen getragen werden. Dazwischen werden verschiedene Lachyoga-Übungen, wie sie vom Lachclub her bekannt sind, mit großer Hingabe praktiziert.

Falls ein Platz oder eine Bühne vorhanden ist werden noch 15 Minuten Lachyoga-Übungen mit den Teilnehmern durchgeführt und dann Dr. Madan Katarias Botschaft für den Weltfrieden verlesen. Abhängig von den Veranstaltern gibt es oft ein Programm mit Musik, Tanz, Lachimbiss mit Linsen-Grinsen-Suppe oder möglichst verrückten Wettbewerben wie

„Das Weinen ist dem Menschen angeboren, aber das Lachen will gelernt sein."
Max Pallenberg

Mit deiner Rede kannst du lügen, mit deinem Lachen nicht.

Indisches Sprichwort

z.B. Falschsing-Wettbewerb, beste(r) Lacherin oder Lacher, der beste lachende Senior oder das lachende Kind. Belohnt werden die Lacher und -innen mit dem mitreißendsten und natürlichsten Lachen ohne Grund.

Lachen lässt sich ohne Übertreibung als eine universelle Sprache bezeichnen. Sie wird weltweit von allen verstanden und ist die eindeutigste Art der Kommunikation. Sämtliche Menschen der unterschiedlichsten Religionen, Weltanschauungen und Kulturen verstehen sie auf Anhieb. Dr. Madan Kataria, geht in seiner Ansicht über das Lachen sogar noch weiter: „Das Lachen kann eine allgemeingültige Verbindung zwischen unterschiedlichen Religionen schaffen und eine neue Weltordnung hervorbringen." Leicht lässt sich der Bogen auch auf die Wirkungen von Lachen auf die wirtschaftliche Situation spannen. Liegt der finanziellen Krise, die wir 2009 durchleben nicht auch der Trugschluss zugrunde, dass es ein unbegrenztes Wirtschaftswachstum geben kann? Diese Annahme, die wirtschaftliche Aggression praktisch zum legalen Werkzeug gemacht hat zeigt uns aber, dass es so nicht funktionieren kann, solange Gewinnmaximierung und persönliche Raffgier im Fokus steht. Hier muss es also zu einem Wechsel in grundsätzlichen Ansichten kommen, um nicht ökonomisch und ökologisch in der Zukunft zu scheitern.
Lächeln und Lachen gehört zu den ältesten Äußerungen des Menschen. Es ist eine universelle menschliche Äußerung, die auch heute noch global verstanden wird, sozusagen ist Lachen international. Wenn es gelingt, diese zutiefst menschlichen Regungen in die doch eher vom Ernst geprägte Geldwirtschaft einfließen zu lassen, ist zusammen mit einer moderaten Kontrolle der Akteure eine Besserung hin zu einer humaneren Kapital-Ethik zu erwarten. Dadurch werden zwar die Gewinne einiger weniger Finanzakrobaten eingeschränkt, der Allgemeinheit aber ein Werkzeug eines „lachenden Verteilungsschlüssels" überlassen. Katastrophen wie im 1. Jahrzehnt des 21. Jahrhunderts sollten dann der Vergangenheit angehören.

Vorbereitende Entspannungsübungen

Die Lach-Übungen des Hasya-Yoga sollen in einer entspannten Art und Weise erfolgen. Um den Körper einzustimmen ist es hilfreich, Vorübungen durchzuführen. Gut eignen sich dafür alle Übungen, die nicht mit Zwang, übergroßer Dehnung oder zu viel Kraftaufwand verbunden sind. Sie brauchen keine sportlichen Ambitionen zu haben! Sehr gut geeignet sind Übungen aus dem Qigong (oder Chi Gong) und den Formen des Tai Chi. Praktizieren Sie andere Entspannungsübungen, können Sie diese natürlich jederzeit anwenden, Sie sind der(ie) Meister(in) Ihrer selbst!

Grundhaltung

Stellen Sie sich einfach bei allen Übungen schulterbreit hin, also die Außenkanten Ihrer Füße befinden sich etwa auf der Breite Ihrer Schultern. Stehen Sie mit ganz leicht gebeugten Beinen, also diese nicht gestreckt halten und Sie haben einen wunderbar stabilen Stand. Stellen Sie sich vor, Ihre Fußsohlen schicken Wurzeln in den Untergrund, auf dem Sie sich befinden. Stehen Sie ganz gerade, Ihr Kopf ist aufrecht und ihr Blick nach vorne gerichtet. Beruhigen Sie zunächst Ihren Geist indem Sie Ihre Hände waagrecht leicht rund vor sich hin strecken, die Handflächen nach innen gerichtet. Stellen Sie sich vor, Sie umarmen einen wirklich dicken Baumstamm. Halten Sie diese Position so lange Sie mögen und können. In China können Sie in den Morgenstunden in den Parkanlagen überall Männer und Frauen stehen sehen, die minutenlang in dieser Position verharren. Sie bleiben einfach so lange in dieser Position bis Sie merken, dass Sie ganz ruhig geworden sind oder auch, wenn Ihnen die Hände zu schwer werden.

Pendeln

Fangen Sie mit einer einfachen Pendelübung an. Beginnen Sie sich langsam nach links zu drehen, lassen Sie die Arme baumeln und pendeln Sie einfach locker mit, wenn Sie die linke Seite erreicht haben, dann einfach wieder zurück auf die rechte Seite. Die ganze Bewegung

Lachen und Lächeln sind Tor und Pforte, durch die viel Gutes in den Menschen hinein huschen kann.

Christian Morgenstern

Das Leben hört nicht auf lustig zu sein, wenn Menschen sterben. Ebenso bleibt es ernst, wenn Menschen lachen.

George Bernard Shaw

ist von einer großen Ruhe gekennzeichnet und kann 10-mal wiederholt werden. Machen Sie die Pendelübung ganz entspannt und vermeiden Sie jede Überdehnung.

Boxen

Jetzt boxen Sie mit leicht geformten Fäusten jeweils gleichzeitig nach vorne und hinten, also mit der rechten Faust nach vorne und mit der linken nach hinten. Der Kopf bleibt mit dem Gesicht nach vorne gerichtet. Dann boxen Sie mit der rechten Faust nach hinten und mit der linken nach vorne und weiter wie eingangs beschrieben. Nach zehnmaligem Boxen lassen Sie die Arme sinken und gehen zur nächsten Übung über.

Windmühle

Strecken Sie die Arme ganz nach oben, und bewegen Sie nun beide Arme von oben nach rechts unten und gehen hierzu leicht in die Knie und dann auf der linken Seite wieder nach oben und richten sich dabei auf. Praktisch beschreiben Sie mit Ihren Händen einen grossen Kreis den Sie immer oben zum Ausgangspunkt zurückkehren lassen. Nach 8-maligem Kreisen bleiben Sie mit den Händen oben stehen und kreisen nun in die andere Richtung nach links. Atmen Sie ganz entspannt aus wenn Sie nach unten kreisen und atmen Sie ein wenn Sie den Kreis wieder nach oben vollenden.

Der Baum im Wind

Die nächste Übung entspannt den Rücken: stützen Sie Ihre linke Hand auf Ihre linke Hüfte und schwingen Sie mit Ihrer rechten Hand über Ihren Kopf nach links, bitte nicht überdehnen oder mit zu viel Kraft ausführen. Nach 10 Schwingungen stützen Sie Ihre rechte Hand auf Ihre rechte Hüfte und schwingen mit Ihrer linken Hand über Ihrem Kopf auch 10-mal nach rechts.

Schulterkreisen

Jetzt heben Sie die Schultern nach oben und vorne, lassen Sie dann die Schultern wieder auf den Ausgangspunkt absinken. Das war eine Vorwärts-Bewegung. Wiederholen Sie die Übung 8-mal. Jetzt heben Sie die Schultern nach oben hinten, also eine Rückwärts-Bewegung, und lassen Sie die Schultern wieder sinken. Ebenfalls 8-mal ausführen.

Muskelklopfen

Zuguterletzt klopfen Sie noch mit leicht geballter Faust Ihre Körperseiten. Beginnen Sie mit der rechten Faust die linke Körperseite zu klopfen. Starten Sie beim Handrücken und klopfen Sie sich langsam nach oben zur Schulter hoch. Dasselbe machen Sie nun mit der rechten Seite. Starten Sie mit der linken Faust beim Handrücken und klopfen Sie sich langsam nach oben zur rechten Schulter hoch.

Danach klopfen Sie mit beiden Händen an der Außenseite Ihres Körpers nach unten bis zu den Füßen, dort wechseln Sie auf die Bein-Innenseiten und klopfen sich langsam wieder nach oben. Merken Sie, wie durch die leichte Erschütterung die muskuläre Entspannung spürbar wird? Eine gute Ausgangsbasis nun mit den Lachübungen zu starten.

Atemübung

Ihre Entspannung ist jetzt gut vorbereitet, nun sollten Sie Ihr Augenmerk auf Ihre Atmung richten. Wenn Sie sich schier Kugeln vor Lachen, verbrauchen Sie etwa die dreifache Menge an Sauerstoff wie im entspannten Zustand. Sie können das positiv unterstützen, wenn Sie zwischen den Lach-Übungen eine einfache Atemübung einschieben. Atmen Sie einfach ganz entspannt ein und heben dabei die geöffneten Hände nach oben. Wenn Sie wollen können Sie sich dabei auf die Zehenspitzen stellen, das verstärkt die Spannung und dann natürlich in der Folge die Entspannung. Wenn Sie die Hände oben gehalten haben, senken Sie diese wieder mit gleichzeitigem Ausatmen nach unten und entspannen sich ganz. Den Kopf können Sie auf die Brust sinken lassen. Dieses Atmen wiederholen Sie dreimal und

Wenn wir nicht über uns selbst lachen können, so sollten wir beginnen uns zu beweinen.

Hans-Jörg Milse

Lache! Alles stimmt mit ein. Weine - und du weinst allein.

Mascha Kaléko

haben damit einen Sauerstoffschub für Ihren Körper angeregt, der Ihnen bei den Lach-Übungen sehr zugute kommen wird.

Zehn Hinweise, die Ihnen das Lach-Training mit anderen erleichtern werden. Natürlich können Sie viele Übungen auch alleine praktizieren. Zusammen mit anderen haben Sie aber, versprochen, viel mehr Spaß!

1. *Lach-Yoga-Übungen*

Lach-Yoga-Übungen sind eine amüsante Mischung aus Pantomime und Atemübungen. Hier können Sie ganz befreit Ihr Talent der Darstellung zur Schau stellen und doch auch wieder bei den Atemübungen still in sich hineinhorchen. Alle Übungen wurden aus Yogaübungen entwickelt und haben deshalb einen heilsamen Hintergrund. Zudem werden durch die lebhafte Zwerchfellbewegung beim Lachen die inneren Organe gleichsam durchgeknetet, was den Stoffwechsel und die Verdauungsorgane anregt. Bei einigen Übungen wird auch der Mundinnenraum stark durchblutet was die Immunkräfte steigert. Last but not least wird das Blut durch die Atemübungen mit Sauerstoff angereichert und durch die Ausschüttung von Endorphinen ein Wohlfühlzustand erreicht. Gleichzeitig erfolgt ein Abbau von schädlichen Adrenalin und Cortisol, die durch Stress entstandenen Hormone mit negativer Wirkung auf unser Allgemeinbefinden.

2. *Wo Lach-Yoga üben?*

Hilfreich wird es in jedem Fall sein, zunächst an einem Treffen eines Lachclubs oder einem anderen Lachtreff teilzunehmen. Findet dieses in einem geschützten Bereich statt brauchen Sie auch keine Bedenken zu haben, ob das nicht grenzwertig ist, was sie machen. Hier finden Sie Gleichgesinnte und Sie erlernen die Übungen und den Ablauf eines Lachtreffens. Der Besuch eines Lachseminars vermittelt einiges mehr an Grundlagenwissen und auch mehr Zeit, heiter und gelöst zu lachen. Meistens finden solche Veranstaltungen im geschützten Bereich wie Volkshochschulen oder Organisationen statt. Hier kann auch individuell auf Ihre Fragen eingegangen werden. Sollten die Übungen im öffentlichen Raum stattfinden z.B. in einem Park haben Sie noch einen weiteren Vorteil: sie lernen über sich selbst zu lachen und eingeübte Verhaltensmuster wie Scham rigoros abzubauen.

3. Der Beginn

Die Lach-Übungen sind einfach in ihrer Anwendung und effektiv in ihrer Wirkung. Sie sind eine Kombination von Dehn-, Klatsch-, Atem- und Lachübungen, die ganz verschiedene Organe ansprechen. Das Ergebnis ist ein gut durchbluteter und mit viel Sauerstoff versorgter Organismus. Der Einstieg ins Lach-Yoga ist jederzeit möglich und erfordert keine Vorkenntnisse. Üben Sie regelmäßig, damit bekommen Sie ein gutes Feeling, die durch die positiven gesundheitlichen Wirkungen ergänzt werden. Die Übungen bieten eine Standard-Übungsstruktur und für jede Einheit eine Anleitung. Jederzeit können Sie diese durch eigene Übungen ergänzen. Diese Übungen sichern den dem Yoga eigenen Wechsel für Anspannung und Entspannung, die Stimulierung des Organismus und die ausgleichende Tiefatmung, um die Vitalität zu kräftigen.

4. Entspannungsübungen

Lach-Yoga sollen Sie geistig und körperlich entspannt zu üben beginnen. Machen Sie die Lachübungen zu einem kleinen Ruhepunkt, in denen Sie sich sagen, jetzt tue ich mir selber was Gutes. Wenn der Termin zwischen unzähligen anderen Terminen hineingepresst wird, ist die Chance auf geistige Entspannung eher geringer. Körperlich eignen sich gut hierfür Qigong-Übungen oder andere Entspannungsübungen, die Sie vielleicht schon früher kennen gelernt haben. Versetzen Sie Ihren Körper in einen Zustand der entspannten Empfangsbereitschaft, dann fallen die Lachübungen auf fruchtbaren Boden und Sie werden die Auswirkungen ganz bewusst geniessen können.

Lachen ist nicht der schlechteste Anfang einer Freundschaft und bei weitem das beste Ende.

Oscar Wilde

Mona Lisa muss den Highway-Blues gehabt haben, das kannst du an der Art ihres Lächelns erkennen."

Bob Dylan

5. Wir lachen miteinander – sich Anschauen hilft!

Während der meisten Übungen sind wir am Umherbewegen durch den Raum, hüpfend, schaukelnd, schleichend. Wenn Sie zum Boden oder zur Decke schauen, werden Sie sich mit dem Lachen schwer tun. Fokussieren Sie die Mit-Lacher, schauen Sie ihnen in die Augen als ob Sie verliebt wären. Das ist der Beginn der endlosen Lach-Infektion! Sich anschauen, sich anhören, sich umeinander zu bewegen, bildet eine Gemeinschaft des Gelächters. Haben Sie im Urlaub in einem fremden Land die Chance in einem Lachclub mitzulachen, wird es Ihnen wie Schuppen von den Augen fallen: Lachen ist international und obendrein nicht an eine Religion oder eine Weltanschauung gebunden.

6. Echtes und aufgesetztes Lachen

Die Übungen und das Lachen selbst werden regelmäßig als geringe Beanspruchung und positive Aktivierung erlebt. Hier ein Tipp, wenn Sie zu Beginn Stress spüren sollten: Die ersten Übungen beginnen normalerweise mit künstlichem Lachen, das früher oder später in echtes Lachen übergeht. Fürchten Sie nicht, sich lächerlich zu machen, zu laut, zu wenig oder zu verhalten zu lachen, sondern folgen Sie dem Wechsel Ihrer Befindlichkeit, ganz so wie Sie sich am wohlsten fühlen. Üben Sie einfach weiter, bis sich die kritisch kontrollierende Selbstbeobachtung verliert: Hirn ausschalten, Blickkontakt zu den anderen Lachern - und schon hat die infizierende Wirkung vom miteinander Lachen seine Wirkung entfaltet.

7. Mit den Händen klatschen und Ho-ho-Hahaha rufen

Den Abschluss einer vorhergehenden Übung markieren Sie mit rhythmischen Klatschen und fröhlichen Rufen von „Ho-ho-Hahaha". Die gespreizten Hände stimulieren beim Klatschen die Akupressur-Punkte und wirken damit unmittelbar auf die beiden Lungenflügel und das Zwerchfell.

8. Stille und Lachen: Gegensatz belebt

Gönnen Sie sich nach der lauten und bewegten Lach-Aktion einen Moment des Innehaltens, sprechen und lachen Sie nicht. Hören Sie zu, wie die folgende Übung erklärt wird, lauschen Sie bei der Atemübung ihrem Atem nach und genießen Sie die Entspannung, die von Ihrem Körper allmählich Besitz ergreift.

9. Körper und Geist beim Lachen

Wundern Sie sich nicht, wenn Sie bei Lachübungen zu gähnen beginnen. Dies ist ein Hinweis, dass Sie dadurch zu einer tiefen Entspannung gekommen sind. Bei den Lachübungen steigt nämlich zunächst der Blutdruck an, ähnlich einer leichten sportlichen Betätigung, um sich im Anschluss wieder zu normalisieren: Entspannung pur. Auch das Schmerzempfinden wird gemildert, was sich in einem gesteigerten Wohlbefinden zeigen kann. Bei den Lachübungen wirkt sich das muskulär so aus, als ob Sie Sport treiben würden, gleichzeitig wird die Tiefenatmung intensiviert. Ihr Geist kann Sie aus einem Spannungszustand in einen emotional ausgeglichenen führen, das auch mit einer gänzlich anderen Sicht auf Ihre Existenz gekoppelt sein kann. Wenn Sie gerne alte Verhaltensmuster aufbrechen wollen, haben Sie durch das Lach-Yoga ein fröhliches Werkzeug zur Hand, um einen gewissen Trott ein Ende zu setzen.

10. Praxis des Lachens im Alltag

Lach-Yoga ist natürlich kein Wundermittel, insbesondere nicht, wenn Sie es nur sporadisch üben, oder mal ein Lachseminar besuchen. Nur wenn Sie den inneren Schweinehund überwinden und regelmäßig über einen längeren Zeitraum praktizieren, werden Sie in den Genuß aller positiven Veränderungen kommen. Wichtig ist vor allen Dingen, dass Sie Lachen zu einem integrierten Bestandteil Ihres täglichen Lebens machen. Aus den Übungen können Sie sich jene heraussuchen, die Ihnen zusagen oder die Sie unauffällig praktizieren können. Und wenn Sie zwischendurch einen besonderen Motivationsschub wollen, besuchen Sie einen Lachclub oder gründen Sie einen. In Gemeinschaft zu lachen ist am einfachsten. Machen Sie sich selber keinen Druck, dann können Sie nach einigen Wochen die Wirkungen Ihrer Bemühungen umso entspannter beurteilen. Versprochen: Sie werden keinen negativen Aspekt finden, der Sie irritieren kann.

Zum Lachen braucht es immer ein wenig Geist. Das Tier lacht nicht.

Gottfried Keller

Humor ist die Fähigkeit, heiter zu bleiben, auch wenn es ernst wird.

Ernst Penzoldt

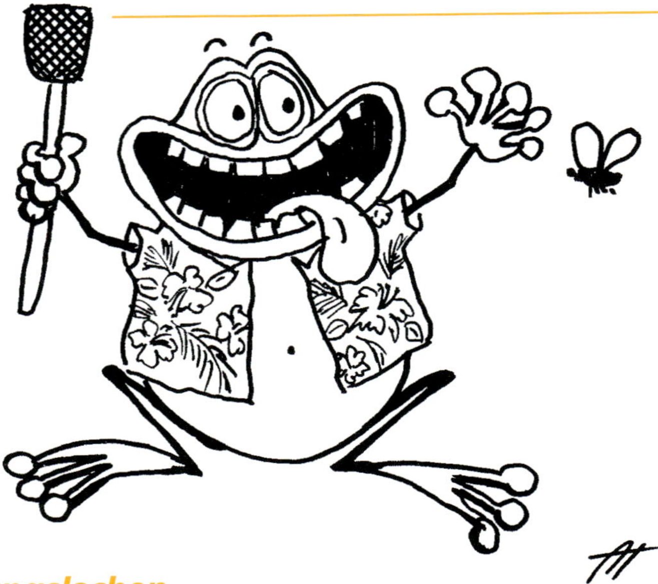

Begrüßungslachen

Es eignet sich gut zum „Einstieg“ in Lachübungen, baut Berührungsängste ab und stärkt das Gruppengefühl! Zunächst eher zurückhaltend – mit ausgestreckten Händen aufeinander zugehen, in Augenkontakt gehen, sich beide Hände geben und schütteln, fragen „wie geht`s?“ oder „geht`s gut?“

Sehr gut machen sich dabei immer Spaß-Bewegungen wie mit den Händen Ohren nachbilden, mit dem Kopf wackeln oder freundlich mit dem Kopf nicken.

Anstatt verbaler Kommunikation mit mittlerer Lautstärke lachen - lachen - lachen! Wie die meisten Übungen sollen Sie diese nach Möglichkeit mit mehreren Teilnehmern praktizieren – die ansteckende Wirkung ist dann garantiert.

Chili-Lachen

Hier ist einmal mehr Übertreibung angesagt. Wir stellen uns vor, wir beißen hierzu auf eine imaginäre kleine, rote Chilischote und gucken den Gegenüber dabei an. Beim „Reinbeißen“ merken wir, dass diese sehr, sehr scharf ist, das brennt vielleicht in der Kehle! Wir holen tief Luft, reißen die Augen weit auf, fächeln uns mit der Hand Luft zu und lachen sehr überrascht. Wenn es so höllisch brennt kann man natürlich nicht ruhig stehen bleiben: also rumhüpfend ganz schrill lachen: Spaßfaktor garantiert!

Aufschwingendes Lachen

Eine tolle dynamische Übung die besonders Kinder immer sehr begeistert!

Bilden Sie einen engen Kreis - am besten mit Schulterschluss oder mit den Schuhen einander berührend - zunächst in die Hocke gehen, Hände vor sich geöffnet halten und sich vorstellen, dass ein Vokal darin liegt. Diesen Vokal so laut wie möglich ausrufen, sich zügig aufrichten und den Vokal gleichzeitig mit viel Energie nach oben schleudern, ihm ungebremst nachlachen und nachwinken als ob der Vokal davonfliegen würde. Danach wieder in die Hocke gehen und gleich den nächsten Vokal beim Aufstehen laut rufen und hochschleudern. Auf diese Weise werden alle Vokale a-e-i-o-u gerufen und jeweils im Aufstehen nach oben geschleudert.

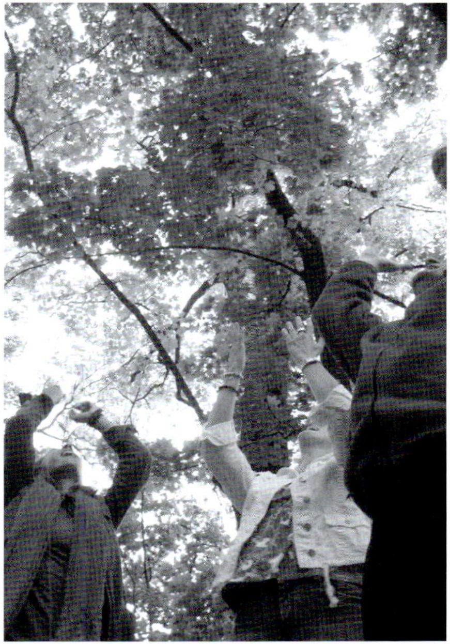

Wenn wir nicht über uns selbst lachen können, so sollten wir beginnen uns zu beweinen.

Hans-Jörg Milse

Ein Gelächter hört man weiter als ein Weinen.

Jiddisches Sprichwort

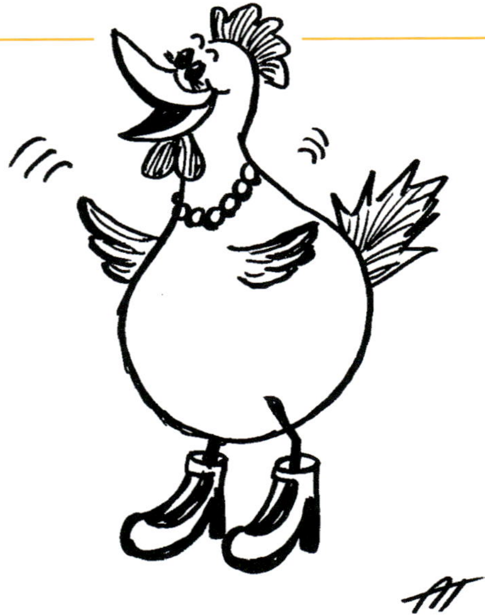

Hühnerlachen

Diese Übung ist ein fabelhafter Stimmungsbringer und sorgt für Gelächter ohne Ende! Fassen Sie mit leicht geballten Fäusten unter die Achselhöhle (dort gleichzeitig die Akupressurpunkte etwas massieren), spreizen Sie die Arme wie Flügel, indem Sie mit den Ellbogen auf- und abschwingen, sich hüpfend und springend fortbewegen, um Ihre Mitlacher „herumfliegen" und ungebremst lachen, am besten mit gackernder Stimme!

Umarmungslachen

Hier unterstreichen Sie das verbindende Element des miteinander Lachens. Nehmen Sie Ihren Gegenüber mit beiden Armen herzlich lachend in die Arme, einmal links, einmal rechts und noch einmal links, leicht drücken, auf Abstand gehen, fröhlich Ihren Mitlacher anlachen und sich dann tänzelnd hin und her drehen.

Gegen all euer Leiden verschreib ich euch lachen.

François Rabelais

Vier-Stufen-Lachen

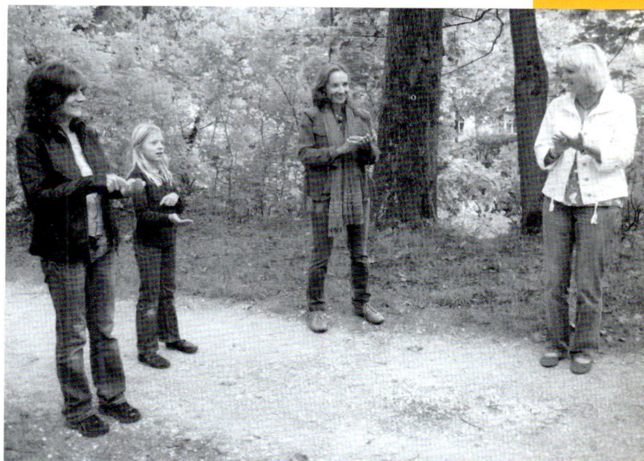

Dies ist eine sehr dynamische Lachübung, die immer mit Lachsalven endet. Tippen Sie mit dem rechten ausgestreckten Zeigefinger in die Mitte der linken Handfläche und sagen leise ha ha ha ha ha.

Nun tippen Sie mit dem rechten ausgestreckten Zeigefinger in die linke Armbeuge und tönen etwas lauter ha ha ha ha ha. Nun mit dem ausgestreckten rechten Zeigefinger auf die Brust (unterhalb des Brustbeins) tippen und noch lauter ha ha ha ha ha rufen. Mit dem ausgestreckten rechten Zeigefinger auf die Stirn (Stirnchakra) tippen und so laut und übermütig wie möglich lachen. Gehen Sie an die Grenze Ihrer Lautstärke! Ha ha ha ha ha! Der Zeigefinger massiert dabei leicht den Chakrapunkt (indische Frauen tragen hier einen aufgemalten Punkt, manchmal auch einen Glitzerstein).

Humor ist, mit einer Träne im Auge lächelnd dem Leben beizupflichten.

Friedl Beutelrock

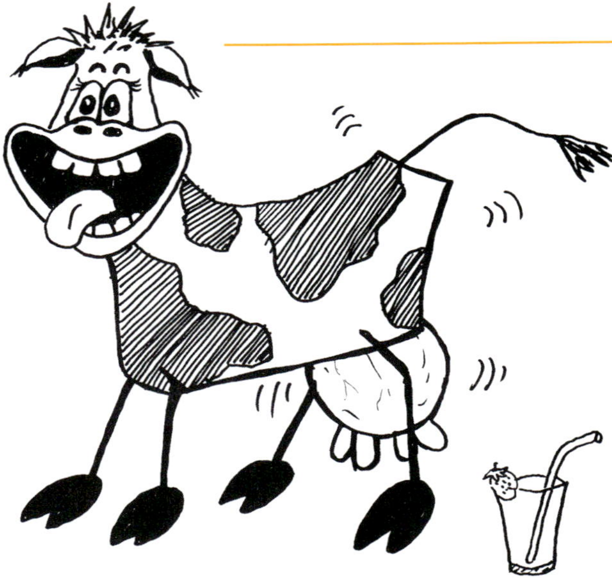

Milchshake- oder Cocktail-Lachen

Imagination ist gefragt: Ihre linke Hand hält einen „leeren" Becher, in der rechten Hand halten Sie einen „vollen" Becher - die rechte Hand „gießt" den „vollen" Becher in die linke Hand in den „leeren" Becher und dabei rufen Sie iiiiiiiiiiih– einmal zurückschütten - also linke Hand „gießt" in die rechte Hand - iiiiiiiiiii rufen und dann wieder den linken Becher mit dem rechten „umgießen". Und dann kommt der erlösende Moment: den linken Becher mit Schwung „austrinken" und dabei unbändig darüber lachen, dem Nachbarn „darüber gießen" oder „anschütten" ist besonders lachhaft! Sie können natürlich auch die „vollen" und leeren" Becher jeweils austauschen oder sich selber eine Dusche damit verpassen!

Iiiiiiiiiiiiiiiiihh-Lachen

Stellen Sie sich einfach vor, Sie wären plötzlich mit einem Gespenst konfrontiert. Wackeln Sie mit dem Kopf leicht hin und her, gehen immer wieder mit dem „Monster" in Augenkontakt und dabei ganz gedehnt lachen. Etwa so, als ob Sie sich fürchterlich erschrecken. Fuchteln Sie ruhig mit den Händen herum und drehen Sie vor Ihrem Lachpartner Pirouetten.

Wenn du weinst, sind die Dinge so wie sie sind. Wenn Du lachst, sind die Dinge so wie sie sind.

Lü Bu We

Kopfweh-Lachen

Wieder eine ganz absurde Übung, weil normalerweise Kopfschmerzen einem das Leben vergällen.

Halten Sie mit beiden Händen Ihren Kopf, lachen Sie „klagend" und neigen Sie den Kopf hin und her. Augenkontakt halten und sich vorstellen, dass statt Schmerzen, Lachen aus Ihrem Kopf strömt. Schütteln Sie dabei die Hände als ob der Schmerz sehr groß sei!

Fernglas-Lachen

Bilden Sie mit zusammengerollten Fingern zwei „Röhren", führen Sie diese an Ihre Augen. Schauen Sie durch dieses „Fernglas" um sich herum. Wenn Sie einen anderen Teilnehmer in Ihrem „Fernglas" erblicken winken Sie ganz aufgeregt mit einer Hand und lachen was das Zeug hält und rufen noch fröhlicher „hallo" oder „auch hier" und „juchu"!

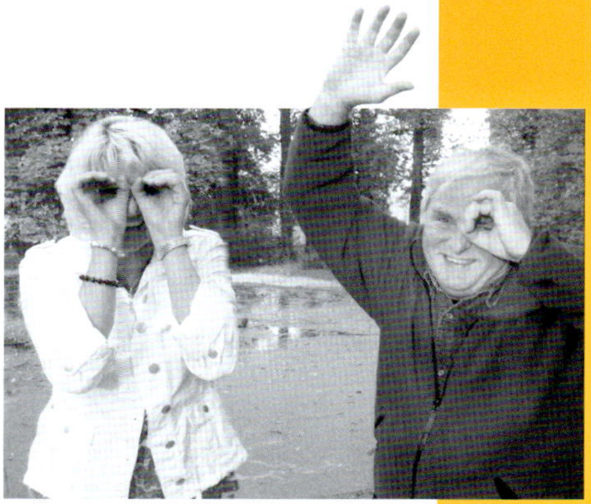

Ein Tag, an dem du nicht gelächelt hast, ist ein verlorener Tag.

Charlie Chaplin

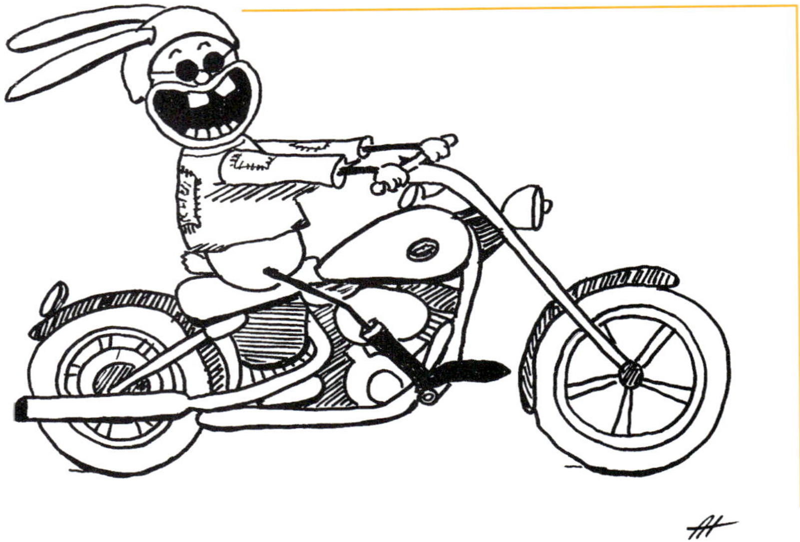

Harley-Davidson-Lachen

Fast jeder kennt das Kultmotorrad aus den USA, mit dem Sie bei dieser Übung einen besonderen Lacheffekt erzielen können. Halten Sie den „Motorradlenker", versuchen Sie jetzt das Motorrad zu starten: einmal mit dem Fuß auf die Erde aufstampfen und ha! rufen, zweimal aufstampfen ha-ha! rufen, dann dreimal aufstampfen ha-ha-ha rufen und losstarten. Mit beiden Händen „Lenker" halten und lachend um die anderen Teilnehmer herumkurven – Spaßeffekt garantiert! Auch ohne Führerschein!

Japan-Lachen

Japan ist für seine besonderen Höflichkeitsgesten bekannt. Warum also nicht mal asiatisch lachen?

Stellen Sie sich einen japanischen Fächer vor, bilden Sie einen mit weit gespreizten Fingern nach, schauen Sie hinter den vorgehaltenen Händen hervor und lachen Sie hihihihi – also recht verschämt! Augenkontakt halten!!! Drehen Sie sich hin und her, damit Ihre Diskretion noch unterstrichen wird.

Fernbedienungslachen

Ermüdet Sie Fernsehen? Mit dieser Übung können Sie „abschalten"!

Die linke Hand hält eine imaginäre Fernbedienung, damit wild herumzappen, auch mit Klopfen wie bei einer Disfunktion. Auch mal richtig schütteln und daran hören! Zappen - gucken und dann mit herausplatzendem Gelächter und „Hinzeigen" auf das ‚TV-Gerät" mit der anderen Hand die Lächerlichkeit des Programms anzeigen.

Telefon-(Handy)Lachen

Diese Lachübung basiert auf der traditionellen indischen Kaleshvara-Mudra (symbolische Handstellung). Sie beruhigt, entspannt und macht fröhlich. Die Übung beginnt mit der weit gespreizten Hand, bilden Sie mit dem kleinen Finger und Daumen einen „Hörer" und tun Sie so, als ob Sie ein ganz lustiges Gespräch führen würden, lachen und wandern voreinander herum. Wenn Sie Ihren Reichtum zeigen wollen, können Sie auch mit zwei „Handys" fleißig lachen! Dabei den Augenkontakt nicht vergessen

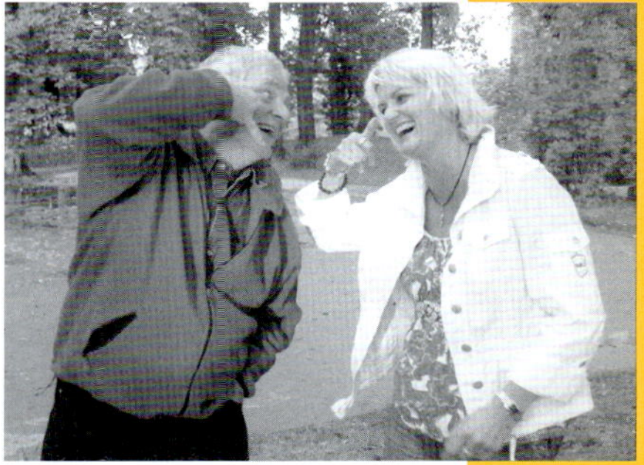

Bemüh dich nur und sei hübsch froh, der Ärger kommt schon sowieso.

Wilhelm Busch

Mein liebstes Hobby? Lachen.

14. Dalai Lama

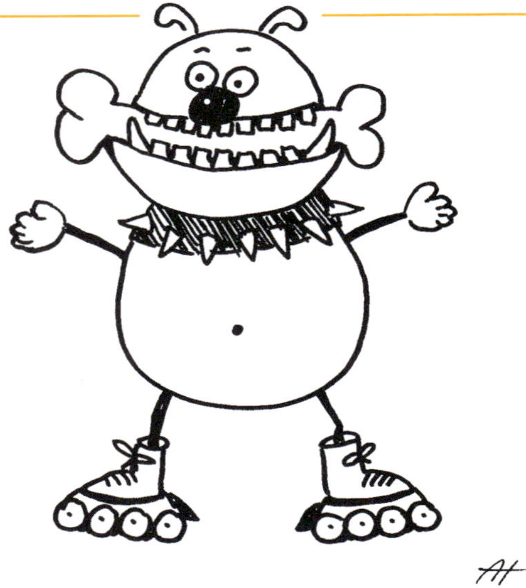

Essstäbchen-Übung

Nehmen Sie ein Essstäbchen, einen Kugelschreiber oder einen Bleistift zwischen die Zähne. Damit signalisieren Sie Ihrem Gehirn: hier wird gelacht! Und schon kommen die Prozesse der Hormonausschüttung und der guten Laune in Gang. In einigen wenigen progressiven Firmen schon eine tägliche Übung!

„Freie" Sprache *(GIBBERISCH)*

Diese Übung verlangt von Ihnen eine gehörige Portion Kreativität und Selbstüberwindung, da Sie spontan eine ganz individuelle Sprache „erfinden" und fröhlich von sich geben sollen. Es handelt sich um eine von allem Bekannten losgelöste Fantasiesprache. Keine Regel schreibt Ihnen irgendetwas vor, Sie können völlig losgelöst vor sich hinsprechen/rufen und können sich, nachdem Sie an keine Inhalte, auf die Sie achten müssen, gebunden sind, sich ganz auf das Lachen und Ihre Mitlacher einlassen – werden Sie zum „Sprachartisten" und „erfinden" Sie neue Silben und Worte – sprudelnd verlassen nie gehörte Sätze ihren Mund – vergnügen Sie sich mit endlosen Lachtiraden! Setzen Sie sich kein Zeitlimit, Ihre Kreativität ist gefragt!

Beginnen Sie irgendwelche Geräusche auszustoßen - Gebrabbel, Gibberisch eben. Benutzen Sie keine Sprache oder Wörter, die Sie kennen. Alles ist erlaubt: Singen, Lachen, Weinen, Kichern, Schreien, Brüllen, Grummeln, Reden – lassen Sie Ihren Körper machen, was er will: springen, liegen, sitzen, strampeln, durch den Raum gehen oder was auch immer. Machen Sie durchgehend Geräusche ohne Pause, wenn Ihnen nichts mehr einfällt, dann sagen Sie einfach „ha ha ha ha ha".

Verlegenheitslachen

Diese Lachübung spielt mit der verschämten Seite unseres Daseins und ist doch recht schalkhaft.

Halten Sie die Hand vor den Mund, ziehen Sie die Schultern hoch, jetzt schamhaft und leise hihihihihihi lachen, den Gegenüber immer wieder mit den Augen suchen. Hier scheu, zurückhaltend, etwas ängstlich und auch zum Teil gehemmt wirken, aber immer wieder mit fröhlichem Lachen, Anzeichen von Übermut durchblitzen lassen.

Lachen ist international.

Humor kann eigene Schwächen, Mängel, Leistungs- und Funktions-defizite leichter verarbeiten helfen.

Rolf D. Hirsch

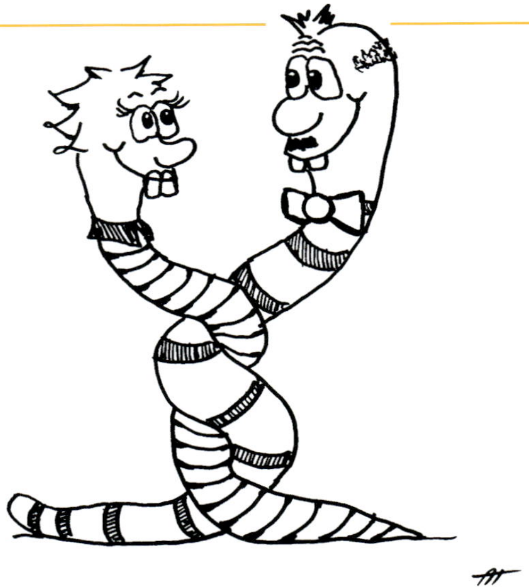

Verliebt lachen

Wer kennt nicht verliebtes Gesumse? Sie können das in eine Übung einbringen - Versuchen Sie es einfach mit „zärtlichem" Lachen, nicht zu laut, intensiver Augenkontakt! Dazwischen Augen leicht verdrehen, als ob es zu viel Glück auf einmal wäre. Auch die Hände mit einbeziehen und „verliebt" damit agieren, ohne Ihr Gegenüber zu berühren.

Schieß-Lachen

Auch wenn Sie noch nie ein Gewehr in der Hand gehabt haben, entbehrt die Übung nicht eines spielerischen Elementes. Bilden Sie mit lang gestreckter linker Hand unten ein „Halten" des Gewehres, mit der rechten Hand simulieren Sie ein Halten des Abzuges. Mit den Händen Bewegung nachahmen, als ob Sie mit einem Gewehr von oben nach unten streifen, kneifen Sie auffällig ein Auge zu, schwenken Sie auch von links nach rechts, „zielen" und dann anstatt eines „Schusses" lachen. Die Bewegungen sind ruhig und gipfeln jeweils in einem Lach-Schuss, der sich explosionsartig anhören darf!

Singend lachen

Wir wissen, dass Lachen sehr entspannend wirkt, ebenso wie das Singen von Liedern. Beginnen Sie einfach spontan ein Lied anzustimmen – während dem Singen in Lachen ausbrechen und enden – dann wieder von vorne beginnen. Kinderlieder eignen sich hierfür besonders gut, weil die Texte allgemein bekannt sind. Mittendrin im Lied aufhören zu singen ist äußerst lachansteckend!

Streit-Lachen

Der Witz hierbei ist, dass die Übung eigentlich absurd ist. Wenn jemand einen anderen schimpft ist eine angespannte Situation und lautstarkes Zetern die Regel: Sie heben diese Regel einfach auf und verkehren sie ins Gegenteil: sie drohen heftig mit dem Finger, ziehen die Schultern nach oben während Sie Ihrem Gegenüber in die Augen gucken und statt zu schimpfen lachen – lachen – lachen!

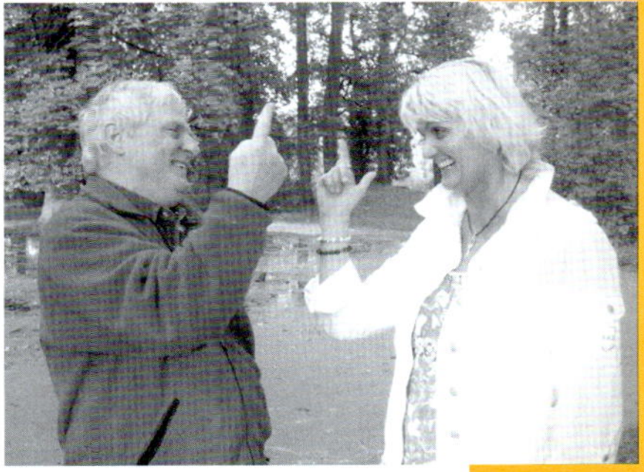

Der Himmel hat den Menschen als Gegengewicht gegen die vielen Mühseligkeiten (des Lebens) drei Dinge gegeben: Die Hoffnung, den Schlaf und das Lachen.

Immanuel Kant

Lache das Leben an! Vielleicht lacht es zurück.

Jean Paul

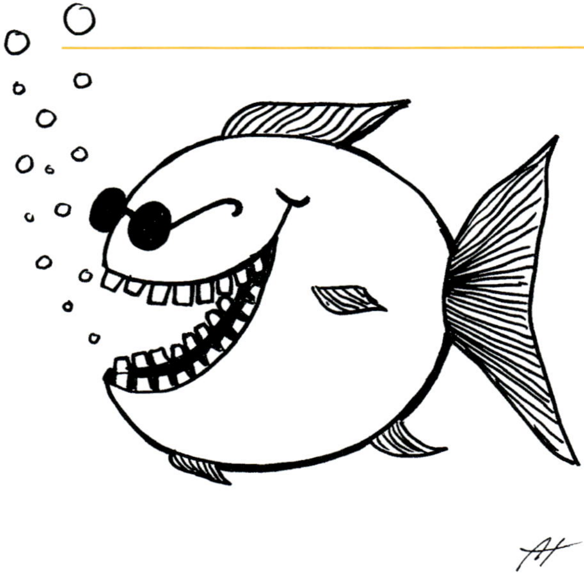

„Stilles" Lachen

Das „stille" oder „lautlose" Lachen zeichnet sich dadurch aus, dass trotz aller – beim Lachen sonst üblichen Phänomene – nichts zu hören ist: Hier lacht man stumm, aber mit so weit wie möglich geöffnetem Mund. Wir gaukeln in der Gruppe umher, halten intensiv Blickkontakt und verhalten uns wie beim lauten Lachen aber tonlos. Diese Übung birgt einiges an Komik in sich, baut Berührungsängste ab und stärkt das Gruppengefühl. Es führt regelmäßig zu ausgeprägtem Gestikulieren wie Körperkrümmen, sich auf die Schenkel schlagen, nach hinten beugen, hüpfen, mal die Hand vor den Mund halten, sich schütteln vor Lachen und anderes, alles ohne Laute. Es ergibt sich meist eine besondere Erlebnisvariante des eigenen Lachens, und manchmal die Sehnsucht und Vorfreude, bald wieder vernehmlich laut lachen zu können.

Reiterlachen

Hier kommt eine raumgreifende Lachübung. Halten Sie mit Ihren Händen imaginäre Zügel mit beiden Händen etwa in halber Brusthöhe, galoppieren Sie um die anderen Teilnehmer herum, wechseln Sie die Richtung und Körperhaltung, aber immer sehr aufrecht bleiben. Fröhlich herauslachen und Mitlacher dabei anschauen und scharf aneinander vorbei „galoppieren" bringt Sonderlachsalven.

Muhammed-Ali-Lachen

Auch wenn Sie im richtigen Leben nie eine Hand gegen jemand erheben würden ist dies eine sportliche Variante der Lachübungen. Tänzeln Sie um Ihre Lachpartner auf leichten Sohlen herum, oder praktizieren Sie einfach Schattenboxen, immer wieder Links- und Rechtsausleger anbringen, bei besonders „gelungenen" Auslegern Lachstoß ausbringen, immer den Gegenüber fixieren und natürlich jeden wirklichen Kontakt vermeiden!

Ski-Lachen

Sie können nicht Skifahren? Macht nichts, Ski-Lachen können Sie losgelöst von allen Regeln!

Mit „Skistöcken" abstoßen, zwischendurch eine „Schussfahrt" ist sehr erfrischend, mit „Seitenschwung" zum Stehen kommen und dabei besonders fröhlich und übermütig laaaaaaaaaachen…

Mangel an Lachen bedeutet Mangel an Gesundheit. Lacht soviel ihr könnt: es tut euch gut. Wann immer ihr lachen könnt, lacht weiter. Und bringt andere Leute zum Lachen wenn möglich, weil es ihnen gut tut.

Robert Baden-Powell

Die Welt gehört dem, der in Heiterkeit nach hohen Zielen wandert.

Ralph Waldo Emerson

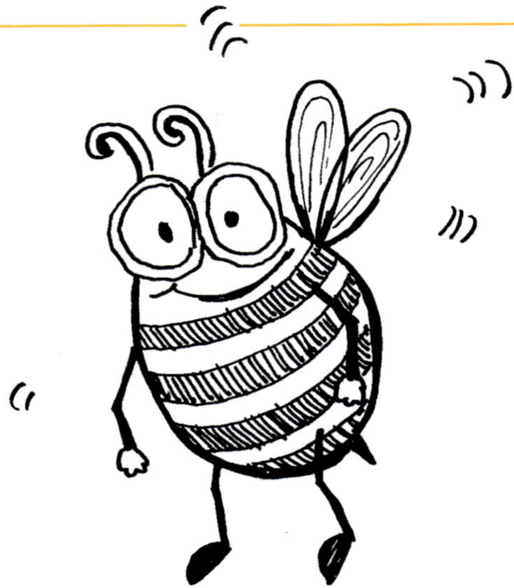

Summendes Lachen

Hier handelt es sich um das Pendant des „stillen" Lachens unter gegensätzlichen Vorzeichen.

Dabei lacht man mit geschlossenem Mund aber mit deutlich hörbarem Lachgeräusch, das im Bauch erzeugt wird. Dabei lebhaft mit den Armen gestikulieren. Das ist eine ausgezeichnete Übung für Lungen und Bauchmuskulatur. Die Bewegungen des Zwerchfells sind bei dieser Übung mit am stärksten.

Muschellachen

Eine Muschel ist meistens verschlossen und unzugänglich. Wir öffnen uns bei dieser Übung indem wir die Hände falten wie beim Namaste-Lachen, Hände vor den Mund bringen und die Muschel „auflachen", dann über dem Gegenüber auskippen oder hinschütten und übermütig lachen.

Anerkennungslachen

Lob und Anerkennung erfährt man im Alltag eher weniger. Das können Sie jetzt freudig nachholen.
Tief einatmen, Atem kurz anhalten, beim Ausatmen gegenseitig auf die Schulter klopfen, guten Augenkontakt halten und fröhlich Ihr Gegenüber anlächeln.
Zunächst mag es kameradschaftlich aussehen, jemandem „auf die Schulter zu schlagen". Tatsächlich jedoch dürfte die Geste, mit der Hand von oben auf die Schulter eines Menschen zu klopfen, damit zu tun haben, diesen kleiner machen zu wollen. Diese Vorüberlegung scheint wichtig, weil wohlwollendes Berühren des Mitlachers, Teil der folgenden Übung ist: Zum Durchführen des Anerkennungslachens (Well-done-Laughter) gehen wir auf jeden Mitlacher zu, schauen ihm wohlwollend in die Augen, holen tief Luft durch die Nase, tippen ihm mit der flach-geöffneten Hand seitlich (!) an seinen Oberarm und lachen ihm zu. Sinn der Übung ist auch das Danken und die Freude über die Präsenz des Mitlachers auszudrücken. Mancherorts wird diese Übung zum Abschluss eines jeden Lachtreffens durchgeführt, und jeder sagt dem anderen während der Übung ein freundlich-lobendes: „Gut gelacht!"

Stürbe der Snobismus, wäre das Lachen der Leidtragende.

Peter Ustinov

Manchmal denke ich, das Lachen ist ein Nomade, sesshaft ist nur die Trauer.

Rafik Schami

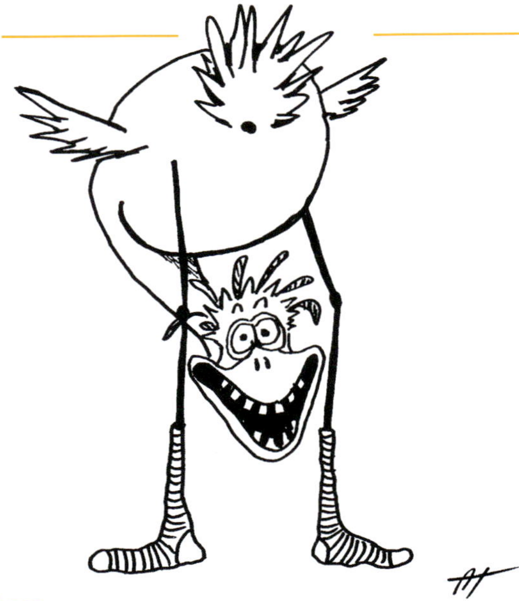

Verbeugelachen

Mit der Verbeugung bringen wir den Respekt für den/die Lachpartner/in zum Ausdruck. Stehen Sie etwa 1 Meter voneinander weg, vis-à-vis und Augenkontakt! Lachen steigern, die Hände locker auf die Oberschenkel pendeln lassen vorbeugen und so oft Sie Lust haben wiederholen.

Schnipp-Schnapp-Lachen

Eine kurzweilige Übung mit der Sie besonders Kinder zum Lachen bringen können. Einatmen, rechts schnippen Hohoho – ausatmen und wieder einatmen, links schnippen Hahaha.
Eine ganze Körper-Drehung macht die Übung sehr aktiv!

Ochsenlachen

Eine Übung, die viele Variationen und Spaß bietet. Nehmen Sie die an die Stirn gehobenen Fäuste mit gestrecktem Zeigefinger, senken dann ihren Kopf und die „Hörner" und laufen Sie mit übermütigem Gelächter aufeinander zu! Obacht, Ihr Gegenüber nicht aufspießen, sondern Augenkontakt suchen und halten und möglichst haarscharf am Lachpartner vorbei rennen!

Helgoland-Lachen

Prima Übung wenn Sie im Freien üben und Zuschauer haben, die sich nicht recht trauen mitzulachen.
Legen Sie die rechte Hand wie ein Sonnenschutz über die Augen, ersatzweise können Sie auch mit den Fingern ein „Fernglas" formen und damit in die Ferne gucken. Tun Sie so, als ob in weiter Ferne etwas erkennbar wird. Dann übermütig dorthin winken, fröhlich darauf loslachen und den Gegenüber in die Augen schauen!

Lachen ist eine körperliche Übung von großem Wert für die Gesundheit.

Aristoteles

Herr, schenke mir Sinn für Humor,
gib mir die Gnade,
einen Scherz zu verstehen,
damit ich ein wenig Glück kenne im Leben
und anderen davon mitteile.

Thomas Morus

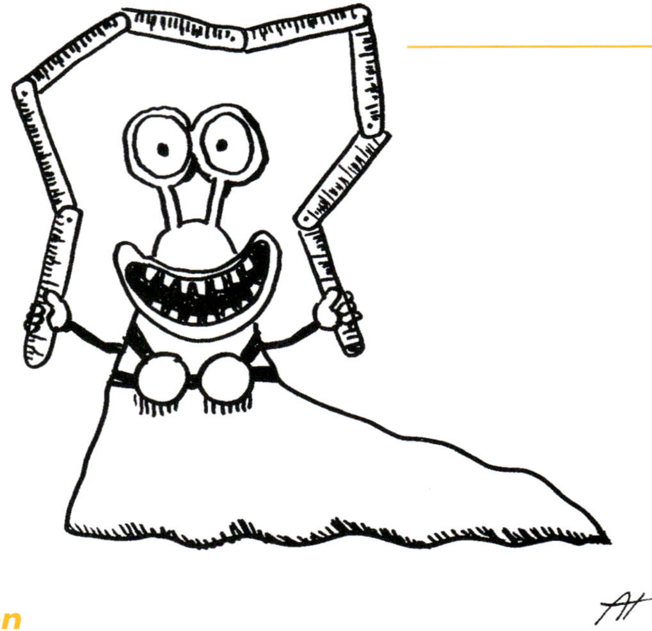

1 m-Lachen

Eine Lachübung in 3 Schritten: halten Sie die Arme vor der Brust, dann schwungvoll in drei Zügen die Arme auseinanderspreizen als ob man mit den Armen einen Meter messen möchte. Mit der Dehnung ruft man den jeweiligen Vokal aaa - eee – iii – ooo oder uuu so laut wie möglich. Es ist ähnlich beim Aufziehen eines Pfeils. Wenn die Arme wie zu einer Umarmung ganz geöffnet sind, lacht man ungebremst und wirft den Kopf in den Nacken.

Schneeball-Lachen

Sie können diese Übung jederzeit auch im Sommer praktizieren, seien Sie übermütig und rufen Sie „SCHNEEBALL!" nachdem Sie in der hohlen Hand einen imaginären Schneeball geformt und auf die Teilnehmer „werfen". Lachen Sie ungebremst, wenn der „Schneeball" getroffen hat!

Model-Lachen

Wir brauchen keine TV-Shows um Model zu werden, wir sind es einfach!
Ein fiktiver Laufsteg und ein imaginäres Publikum: Sie sind das Model. Die Lachgruppe steht entweder im Kreis oder sammelt sich auf einer Raumseite.
Nun startet einer nach dem anderen seinen Weg über den Laufsteg. Dabei werden übertrieben „modelhafte" Gebärden gezeigt und, anstelle neuer Textilkreationen, das schönste Lachen überhaupt gezeigt. Gefragt sind Pantomime, Schauspielerei und Ausdruck der eigenen Persönlichkeit.
Der Applaus und das Lachen der anderen begleiten den Auftritt des „Models". Diese Übung ist geeignet, Hemmungen zu überwinden, in der Geborgenheit einer Gruppe eine derartige Show „auf die Bühne zu legen" und die eigene körpersprachliche Kreativität zu entdecken. Erfahrungsgemäß ergießt sich die Übung in ein erfrischendes allgemeines Gelächter und belustigt ebenso die umstehenden Gruppenmitglieder wie die Models, die meist über sich selbst und ihren Auftritt herzlich lachen können.

Heiterkeit ist der Himmel, unter dem alles gedeiht.

Jean Paul

Der Heitere ist Meister seiner Seele.

William Shakespeare

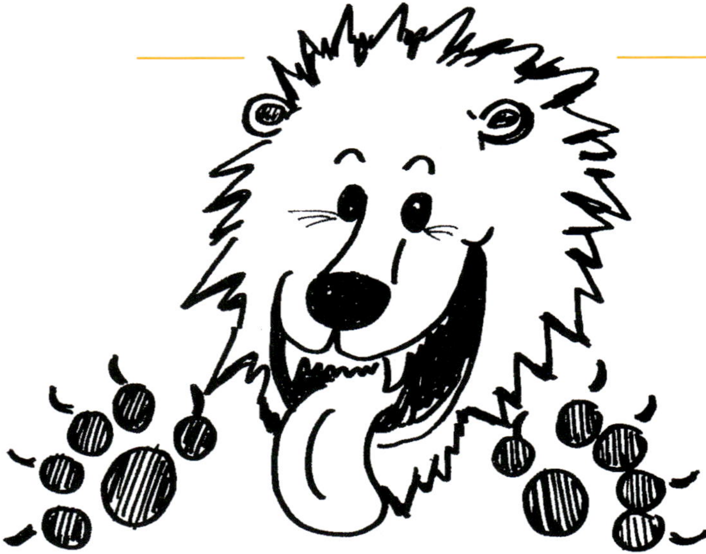

Das Löwen-Lachen (basiert auf Simha Mudra der Yogis)

Wenn Sie in den Medien bereits von den verschiedenen Lachaktivitäten gehört haben wird fast immer diese Lachübung als Bild gezeigt, weil es spektakulär aussieht.

Bilden Sie mit Ihren beiden Händen vor dem Körper Löwenpranken und bewegen diese in kleinen Kreisen. Schauen Sie dem Gegenüber fest in die Augen und formen Sie ein in der Tonfärbung ein dunkleres Hä hä hä hä hä hä - aus dem Bauch heraus. Dabei strecken Sie die Zunge so weit als möglich bei weit geöffnetem Mund heraus. Machen Sie weiter mit den Löwenpranken und gehen Sie von einem zum anderen! Diese scheinbar spaßige Übung ist eine der wirksamsten Übungen, weil durch besonders starke Durchblutung des Mundinnenraumes die Immunkräfte immens gesteigert werden! Dies ist zugleich eine effektive Körperentgiftung und ist direkt aus einer Hatha-Yogaübung (Simha Mudra) übernommen!

Tarzan-Lachen

Sie ganz allein mitten im Dschungel der Großstadt? Sie schaffen das!
Atmen Sie tief durch die Nase ein, atmen Sie durch den Mund wieder aus (beim Lachen verbraucht man 3 mal so viel Sauerstoff wie im Ruhezustand). Brust wölben, mit der rechten Faust leicht und zart auf Thymusdrüse (etwa in Brustmitte) klopfen und mit so tiefer Stimme als möglich ho-ho-ho-ho-ho-ho lachen. Bei dieser Übung kommt es erfahrungsgemäß zu vielen pantomimischen Nachahmungen von Gorilla-Allüren. Das macht die Sache turbulent-spaßig und artet regelmäßig in allgemeines Gelächter aus.

Höre-auf-dein-Lachen

Eine eher meditative Art sich dem Lachen anzunähern.
Drücken Sie mit beiden Zeigefingern leicht auf die beiden Gehörgänge, so dass eigenes Lachen nur noch von innen heraus zu hören ist. Glucksen, kichern, lachen, summen Sie – aber nicht zu laut.
Lauschen Sie nach innen, höre Sie nie Gehörtes, das kann sehr interessant sein. Lassen Sie sich für diese Übung einfach genug Zeit, um in Ruhe hinhören zu können!

Abwehrlachen

Wieder eine sehr gegensätzliche Übung. Wenn man jemanden abwehrt ist das eher negativ befrachtet.
Wandern Sie im Kreis der Mitlacher herum, bis Sie einen „Partner" gefunden haben. Beginnen Sie die Hände schräg vor sich in Abwehrhaltung vor dem Körper abzuspreizen, HoHo HaHaHa – tun Sie so, als ob Sie etwas von sich weisen wollen – schauen Sie Ihr Gegenüber aber dabei fest in die Augen und schenken Sie Ihm/Ihr ein fröhliches Lachen.

Lachen ist eine großartige Medizin, und sie hat nur positive Nebenwirkungen.
Sam Ewing

Wer sich heiter zu erhalten sucht, der sorgt nicht bloß für sein Glück, sondern er übt wirklich eine Tugend.

Wilhelm von Humboldt

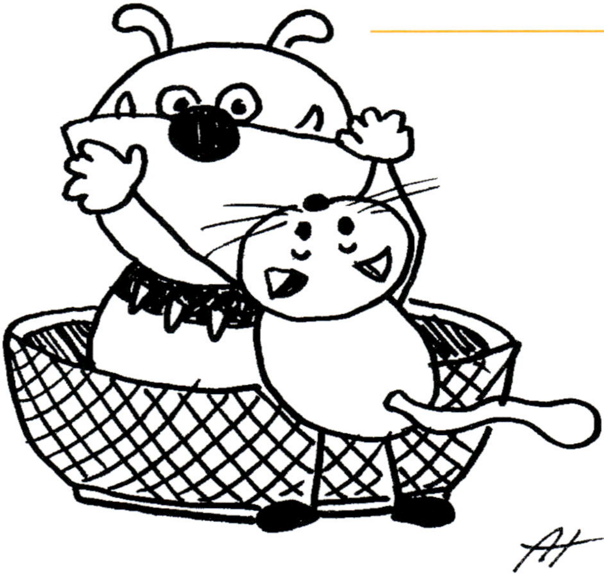

Lachmuskel-Massieren

Als Lachmuskeln bezeichnet man die Muskeln, welche die charakteristische Mimik des Lachens oder Lächelns erzeugen. In der Hauptsache sind dies der ***Musculus zygomaticus major***, welcher vom Jochbogen her die Mundwinkel nach oben zieht, und der tiefer liegende ***Musculus risorius*** - ein flaches, dünnes Muskelbündchen, das von der unteren Wangengegend quer zum Mundwinkel verläuft und eigentlich einen integrierenden Teil des breiten Halsmuskels darstellt.

Massieren Sie einfach den Lachmuskel, der über dem Wangenknochen verläuft, indem Sie den Muskel zwischen Zeigefinger und Daumen ganz zart massieren. Schon nach kurzer Zeit werden Sie feststellen, dass sich dieselben Effekte einstellen, als ob Sie eine Lachübung hinter sich gebracht hätten.

Namaste-Lachen

Aus dem Ursprungsland des Hasya-Yoga (Lachyoga) eine sehr indische Übung. Man begrüßt sich in Indien mit „Namaste", und faltet hierzu beide Hände vor der Brust. Es ist der gebräuchlichste hinduistische Gruß. Übersetzt bedeutet es etwa: Ich grüße das göttliche Licht in deinem Herzen! Bei der Lachübung mit gefalteten Händen vor der Brust verbeugen, eher verhaltenes Lachen, intensiven Augenkontakt beim Gegenüber suchen, immer wieder leicht vorbeugend den Kopf senken - begleitet von sanften Lachwellen. Bei der Aussprache dieses Grußes werden beide Handflächen in Herznähe zusammen gepresst und der Kopf wird leicht nach vorne gebeugt. Hinter dieser Gestik, die „Anjali Mudra" heißt, liegt eine große symbolische Bedeutung. Die beiden Hände sollen die positiven und negativen Kräfte darstellen, ähnlich dem Yin und Yang aus der chinesischen Philosophie. Diese Geste der Dualität verdeutlicht innere Ausgeglichenheit.

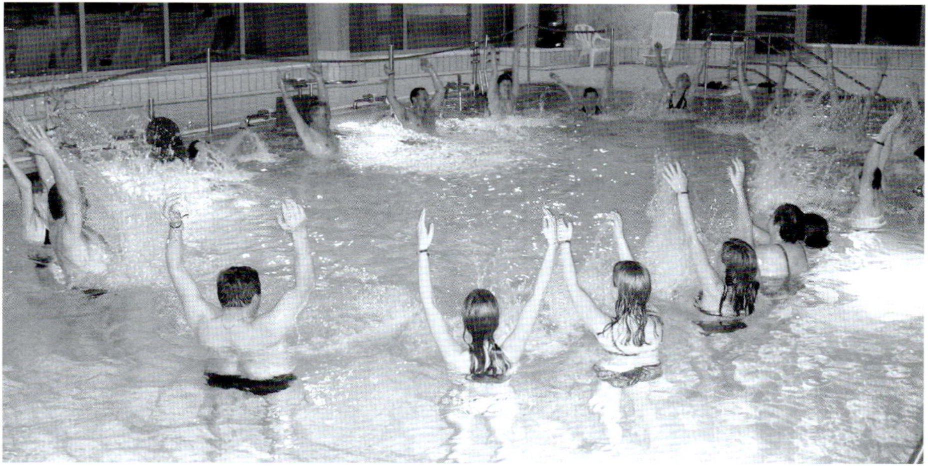

Am 21.01.2007 fand im Amberger Kurfürstenbad die Weltpremiere von Aqua-Lachyoga statt.

Nichts amüsiert mich mehr, als wenn ich über mich selbst lache.

Mark Twain

Wer lächelt, statt zu toben, ist immer der Stärkere.

Aus Japan

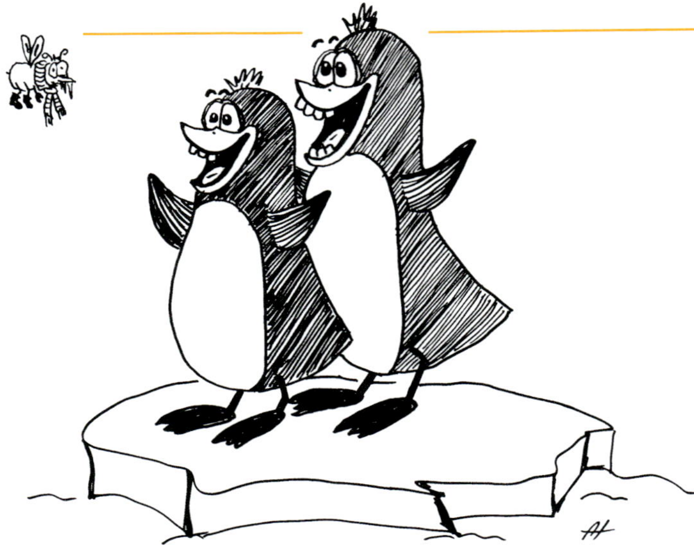

Pinguin-Lachen

Versprochen: es wird Ihnen nicht gelingen, bei dieser Übung ernst zu bleiben!
Am besten sich im Kreis aufstellen und die Arme am Körper herabhängen lassen, die Hände dabei links und rechts parallel zum Boden abspreizen, die Füße ebenso nach außen stellen und mit Hihihihih aufeinander zuwackeln. Auf den Fersen abrollen, umdrehen und mit Hohohohoh sich voneinander entfernen und aus dem Kreis rausgehen Schauen Sie Ihrem Gegenüber in die Augen und bewegen Sie sich nur mit kleinsten Schritten und watscheln Sie wie ein echter Pinguin!

Laughing Star, auch Free-Laughter genannt

Das ist die ideale Übung zum Abschluss eines Lachtreffens.

Der Boden wird mit Decken und Kissen gepolstert. Alle Teilnehmer legen sich – Köpfe in die Mitte und Füße nach außen – auf den Boden. Weil inzwischen die Stimmung bereits im „Lachhimmel" angekommen ist, bedarf es so gut wie nie eines Auslösers durch eine Übung. Die Teilnehmer fangen – entspannt auf dem Rücken liegend – einfach an, völlig grundlos zu lachen. Bei dieser Übung kommt es zu wahren Lacheruptionen, die sich bis zu einer Stunde und noch länger hinziehen können. Deshalb nach etwa einer halben Stunde in einer Beruhigungsphase, diese Übung mit einem sanften Hoho-hahaha-Klatschen ausklingen lassen. (Lesen Sie dazu die nächsten Seiten.)

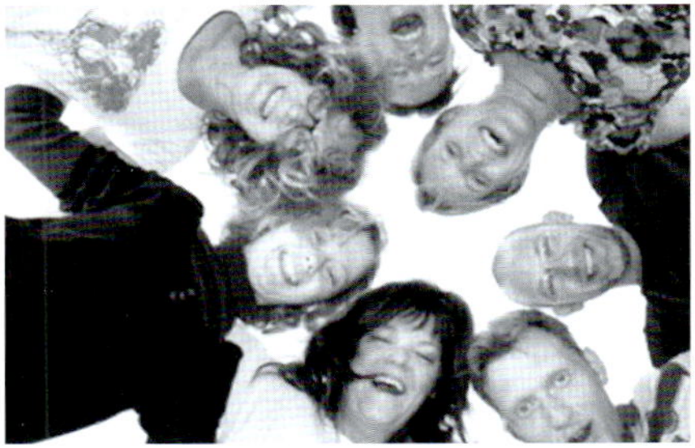

Der Heiterkeit sollen wir, wann immer sie sich einstellt, Tür und Tor öffnen; denn sie kommt nie zur unrechten Zeit.

Arthur Schopenhauer

__Das Lachen ist nichts anderes als ein wetterleuchtendes Aufblitzen der Seelenfreude, ein Aufzucken des Lichts nach draußen, so wie es innen strahlt.__

Dante Alighieri

Alle Lachübungen wirken!

Die einzelnen Lachübungen dauern jeweils von wenigen Sekunden bis zu einigen Minuten. Doch das reicht aus, um damit vielfältige positive Wirkungen zu erzielen.
Studien zeigen, dass z. B. 10 Minuten Lachen so viel körperliche Fitness bringen wie 30 Minuten Joggen! Um sich die sanften Bewegungen, die das Zwerchfell bei derlei Übungen macht, zunächst besser vorstellen zu können, sollten wir es vorher einmal gespürt haben. Das macht man am besten, indem man die so genannten Explosiv-Laute „k“, „p“, „t“ kurz und kräftig hintereinander, ohne einen Vokal zur Hilfe zu nehmen, ausspricht. Bei dieser Übung spüren Sie die Bewegung, die im Bauch ist und von unserem Zwerchfell kommt. Dies lässt sich leicht überprüfen, indem Sie die Handfläche unterhalb des Brustbeines legen und beim dem jeweiligen Buchstaben den Bewegungen des Zwerchfelles „nachhorchen“.
Und jetzt können Sie schon mit den ersten Lachübungen starten. Ihre Entstehung verdanken sie dem Gründer des Lachyoga (Hasya Yoga) Dr. Madan Kataria. Er hatte sich schon früh mit den Wirkungen des Lachens beschäftigt und herausgefunden, dass, gleichgültig ob Sie jetzt über einen Witz lachen, gekitzelt werden oder eine der Lachyogaübungen praktizieren, immer die positiven Wirkungen des Lachens zur Entfaltung kommen. Lesen Sie hierzu auch das Kapitel „Gesundheitliche Wirkungen“.
Wenn Sie in einer Ihnen fremden Gruppe lachen, mag anfangs schon ein etwas irritierendes Gefühl entstehen. Überlegen Sie mal: sich mit wildfremden Personen zu treffen und dann ohne Grund gemeinsam loszulachen mag auch Ihnen zunächst grenzwertig erscheinen. Sie können sich aber ganz darauf verlassen, dass Lachen ansteckend wirkt und Sie bald merken werden, wie gut es Ihnen tut und überhaupt kein Gedanke mehr Platz hat, ob das nun auf andere komisch wirkt oder nicht.

Und wenn schon! Mehr Spaß im Alltag bringt für Alle mehr Lebensfreude!

Wie können Sie das Lachen im Alltag unterstützen

Sie haben die Möglichkeit, die vorgestellten Lachübungen zu machen, bei denen es ja keinen Anlass braucht. Sie haben aber auch die Möglichkeit, Ihr Bewusstsein für Situationen zu schärfen, die das Leben fröhlicher machen.

Beginnen lässt sich ein fröhlicher Tag, indem Sie positive Gedanken in Ihrem Denken verankern. Allein der Gedanke an einen fröhlichen Vorgang hebt schon Ihr Stimmungsbarometer. Denken Sie an das letzte positive Erlebnis, das Sie hatten und stellen Sie sich das einfach lebhaft vor.

Versuchen Sie immer öfter, die komische Seite an einer Situation zu erkennen. Stellen Sie sich vor, Ihnen fällt etwas herunter. Zunächst ärgern Sie sich darüber. Vielleicht ist etwas kaputt, vielleicht aber auch nicht. Ändern können Sie es nicht mehr. Warum also nicht einmal absurderweise das Gute daran finden. Sie müssen das zerbrochene Geschirr z.B. nicht mehr abspülen und in den Schrank räumen, der Boden wird wieder ganz sauber – und wenn Ihre beste Freundin oder ein Kollege Sie dabei gesehen hätte, hätten Sie vielleicht darüber lachen können. (Und Sie hätten ihr oder ihm auch einen Grund zum Lachen gegeben). Hinterher haben Sie etwas zu erzählen und können sowieso darüber lachen.
Das bedeutet nicht, dass man das Leben nicht mehr ernst nehmen soll – aber einige Situationen haben es nicht verdient, dass wir dafür Stunden von Ärger oder schlechter Laune haben. Versuchen Sie solche Situationen zu reflektieren und es wird Ihnen immer besser gelingen, nicht erst hinterher, sondern sofort darüber zu lachen.
Setzen Sie täglich positive Signale in Ihrer Familie, bei Ihrer Partnerin/Ihrem Partner oder ihren Kollegen, indem Sie einfach lächeln. Bald wird ihnen der Ruf vorauseilen, dass Sie „immer gut drauf" sind. Kann Ihnen was Besseres passieren?

Dein Auge kann die Welt trüb oder hell dir machen. Wie du sie ansiehst, wird sie weinen oder lachen.

Friedrich Rückert

Humor ist keine Gabe des Geistes, er ist eine Gabe des Herzens.
Ludwig Börne

Machen Sie sich positive Aspekte des Tages oder Ihres Lebens bewusst. Verschwenden Sie keine positive Energie, indem Sie sich ausmalen, wie schlimm das hätte kommen können.
Manche Tage verlaufen einfach schwieriger als andere. Haben Sie schon einmal versucht, am Abend den Tag in einer Weise zu rekapitulieren, dass Sie die schönsten Situationen notieren, die es trotz allem gegeben hat? Können Sie sich erinnern, trotz des schwierigen Tages mal gelacht zu haben, oder etwas schön gefunden zu haben? Führen Sie hierzu ein Glücks- oder Lach-Tagebuch. Jeden Abend 3 Dinge, die am Tag schön waren – und Ihr Blick wird sich verstärkt darauf richten und für diese schönen Situationen geschärft werden.

Notieren Sie auch – privat oder beruflich – kuriose Situationen. Es gibt viele solche Situationen, die Sie nach einiger Zeit wieder vergessen haben. Halten Sie schriftlich fest, was z.B. Ihre Kinder an lustigen Wörtern entwickeln oder Ihnen selbst passiert ist - oder beruflich: schreiben Sie ein Humortagebuch. Das könnte so aussehen, dass wirklich ein Heft bereitliegt, in das jeder besonders amüsante Gespräche oder Ereignisse notiert. Das wird auch die anderen Kolleginnen und Kollegen erheitern – und das nicht nur einen Tag lang. In zeitlichem Abstand hat man so auch etwas für „schlechte Zeiten", wenn's mal gar nicht rund läuft.

Tun Sie ruhig einmal etwas Unerwartetes, z.B. lächeln Sie die Frau oder den Mann an der Supermarktkasse, an der Verkehrsampel oder bei einer Verkehrskontrolle an. Sie werden erleben, dass Sie meist ein Lächeln ernten. Wenn Sie andere anlächeln, wird diesen und auch Ihnen unsere Welt freundlicher vorkommen!

Wagen Sie sich ruhig an verrückte, absurde, „abwegige" oder neuartige Sachen.
Diese dann zu erzählen kann oft zu einem fröhlichen Gelächter führen.
Brechen Sie einfach aus dem Alltag aus, indem Sie die gewohnte Ordnung durcheinander bringen. Ziehen Sie ein wirklich unpassendes Kleidungsstück, einen schrillen Hut, eine rote

Clownsnase einen Tag lang an, lachen Sie über die Peinlichkeit! Versprochen: Sie werden unterschiedlichste Kommentare zu hören bekommen! Freuen Sie sich darüber

Wenn Sie mit Menschen zu tun haben, denken Sie immer daran, wie hilfreich **gemeinsames Lachen** ist. Lächeln und Lachen kostet keine extra Zeit, man kann gleichzeitig arbeiten. Vorgesetzte, die es nicht ertragen, dass ihre Mitarbeiter lachen, weil sie dann meinen, sie würden nicht genug arbeiten, sind sehr ungeschickt. Denn nichts fördert die Motivation mehr als ein angenehmes Arbeitsklima – und dazu gehört nun einmal auch das Lachen. 30 Sekunden Lachen ersparen möglicherweise 15 Minuten Arbeitszeit - weil die Arbeit danach viel leichter von der Hand geht.

Immer **die „dritte" Seite einer Begebenheit** herausfinden: Alles hat laut Karl Valentin drei Seiten; eine gute, eine schlechte und eine komische. Finden Sie diese heraus und teilen Sie Ihre Erkenntnis auch anderen mit.

Kleben Sie auf Ihren Computer oder gut sichtbar an Ihrem Arbeitsplatz einen grellgelben **Smiley-Aufkleber**, das macht „insgeheim" gute Laune, weil derjenige, der ihn sieht reflexartig über die Ausschüttung von Botenstoffen gute Laune bekommt.

Tragen Sie Spaß und Lachen direkt in den Alltag, indem Sie **entspannt rumblödeln**, etwa Dialekte imitieren, Grimassen schneiden oder auch heitere Geschichten erzählen.

Gehen Sie zu den regelmäßigen Treffs **der Lachclubs**. Suchen Sie die Nähe Gleichgesinnter. Lassen Sie sich anstecken wo auch immer gelacht wird! Wenn Sie im Alltag was Verrücktes erleben, versuchen Sie nicht auf die deutsche Art herauszufinden, was daran blöd sein könnte. Lassen Sie sich einfach darauf ein mitzulachen. Denn auch bei dem in den Lachclubs praktizierten „mechanischen" Lachen (Lachen ohne Grund) werden Botenstoffe im Gehirn produziert, die uns weiter zum Lachen anregen und ein gutes körperliches Gefühl freisetzen.

Humor ist das Salz der Erde, und wer gut durchgesalzen ist, bleibt lange frisch.

Karel Capek

Humor ist Liebe. Er macht die Unzulänglichkeiten etwas zulänglicher, den Schaden etwas leichter, den Schmerz etwas erträglicher. Nur die Überheblichkeit macht er lächerlich, die lacht er aus.

Henri Nannen

Singen, tanzen, musizieren, Theater spielen mit anderen bringt immer Freude und Lachen ist schon fest vorprogrammiert, wenn Sie mit Freunden und Bekannten künstlerisch tätig werden.

Sorgen Sie dafür, dass Sie im Fernsehen nicht nur die ernsten Nachrichten, sondern auch **heitere Filme** ansehen. Das kann für jeden etwas anderes sein. Aber Sie wissen ja selbst am besten, was Sie zum Lachen bringen kann. Eine Hilfe dabei können Comedysendungen im Rundfunk und Fernsehen, Kabarett, humoristische Filme und Druckwerke wie Comics und Bücher von Leuten wie Heinz Erhardt, Hape Kerkeling oder Otto Waalkes sein.

Sie können jemandem Komplimente machen und können auch damit ein Lächeln auf sein Gesicht zaubern.

Legen Sie sich eine ganz **persönliche Witzesammlung** zu. Immer wenn Sie ein Witz besonders anspricht, notieren Sie diesen auf und haben bald ein ganz persönliches Witze-Reservoir. Schneiden Sie eine Karikatur aus und bringen Sie diese so an, dass Sie sich daran länger erfreuen können.

Geben Sie der guten Stimmung eine Chance! Bekommen Sie einen neuen Kollegen? Geben Sie eine Party? Arbeiten Sie in einer neuen Gruppe? Stellen sie sich einander vor, machen Sie sich miteinander bekannt, **Kontakte erhöhen die Lachhäufigkeit** und schaffen außerdem ein Gefühl des Vertrauens nach dem Motto: Mit jemand, den ich nicht kenne, lache ich nicht!

Umgeben Sie sich nach Möglichkeit immer wieder mit Menschen, die gerne lachen, denn das steckt an (leider geht es mit griesgrämigen Menschen oft auch so, dass sie ansteckend wirken).

Setzen Sie sich einfach einmal an einen Spielplatz und freuen sich daran, über welche Sachen sich Kinder kaputtlachen können.

Lachen Sie über sich selbst, schnell werden Sie feststellen, dass, wer über sich selbst lachen kann, von seinen Mitmenschen als souverän und selbstbestimmt eingeschätzt wird.

Als fröhliche(r) Lacher(in) sollten Sie sich, auch wenn es manchmal etwas schwer fällt, vor Schadenfreude hüten. Anderen Menschen bei einem Missgeschick oder gar einem Unglück zuzusehen und darüber zu lachen ist in der Lachbewegung verpönt. Wir schöpfen unsere Kraft aus dem Lachen an sich, dem Lachen über sich selber und werden immer reuelos lachen können, ohne danach ein schlechtes Gewissen haben zu müssen, jemanden ausgelacht zu haben oder auf andere Leute Kosten gelacht zu haben.

Sie sehen selbst, dass es ungemein viele Möglichkeiten gibt, Lachen im Alltag zu aktivieren. Sie sind der Meister Ihres Wohlbefindens. Nutzen Sie einfach die Chance!

Fröhlich sein,
Gutes tun
und die
Spatzen pfeifen
lassen.

Don Bosco

Das Lachen ist ein sehr anarchischer Vorgang! ... Fast revolutionär.

Dieter Hildebrandt

Lachlinks in Deutsch:

Im Internet finden Sie viele Infos zu Lachen, Humor, therapeutischer Humor.
Auf meiner Homepage (http://www.lachseminare.de) können Sie unter Lachlinks diese anklicken.

Homepage von Dr. Michael Titze	http://www.michael-titze.de/
Homepage von Dr. Eckart von Hirschhausen	http://www.hirschhausen.com/
HumorCare Deutschland e. V. - Gesellschaft zur Förderung von Humor	http://www.humorcare.com
Umfangreiche Links zur Gelotologie (Lachlehre)	http://www.humor.ch/index/indexgelotolinks.htm
Zentrales Forum der deutschsprachigen Lachclubs mit aktuellen Informationen über alle Clubs	http://www.lachclub.info/
Lachen im Rundfunk	http://www.radiopannen.de/
Zwei Schüler-Jahresarbeiten über das Lachen (PDF-Format)	http://www.lachclub-recklinghausen.de/jahresarbeit05.pdf http://www.lachclub-recklinghausen.de/Seminarfacharbeit-Lachen.pdf

Sehr aktiver Lachclub mit einer umfangreichen Veröffentlichung „Neue Seminarfacharbeit“	http://www.lachclub-recklinghausen.de/
Nomen est Omen: geballte Humor-informationen	http://www.humor.ch
Wissenschaftlicher Text zu Humor und Heiterkeit (Word-Dokument)	http://www.uni-duesseldorf.de/WWW/MathNat/Ruch/Texte/Hirsch.doc
Humor-Referat (PDF-Format)	http://www.psychologie.uni-oldenburg.de/mub/humor.pdf
Warum Lachen fit macht	http://www.gesundheitpro.de/suche/warum+lachen+fit+macht
Lachen beeinflusst den Stoffwechsel	http://www.psychotherapie.de/report/2000/01/00013103.htm
P.M.-Beitrag über Lachen und Schmerz	http://www.pm-magazin.de/de/wissensnews/wn_id294.htm
ELS European Laughter Society	http://www.hahahahaha.org/
Gelotologie – die Wissenschaft vom Lachen, am praktischen Beispiel von Lachclubs:	http://www.lachclub-recklinghausen.de/semi1.pdf
World's Greatest Smile 2006 Blog	http://www.this-is-important.com/html/world_s_greatest_smile.html

Das Lachen ist eine Macht, vor der die Größten dieser Welt sich beugen müssen.
Émile Zola

Wer lachen kann, dort wo er hätte heulen können, bekommt wieder Lust am Leben.
Werner Finck

Lachen - Eine ganz ernste Sache - Kinder-Wissens-Lexikon vom BR	http://www.br-online.de/kinder/fragen-verstehen/wissen/2003/00314/
Bärbel Hinz-Käfer, Humor- & Lachtrainerin	http://www.humor-lachen.de/
Gabriela Leppelt-Remmel, Hasya(Lach) und HathaYoga Lehrerin	http://www.yogilachen.de/

Links in Englisch:

laugh, humor and laughtertherapy	
The Official Website of Dr. Madan and Madhuri Kataria	http://www.laughteryoga.org/
The International Society for Humor Studies	http://www.hnu.edu/ishs/
For stressed out people and organizations	http://www.laughterremedy.com/
Dedicated to the Power and Practice of Positive Therapeutic Humor	http://www.humormatters.com/
Nothing to Joke About	http://www.hdlighthouse.org/see/diet/triad/spirit/humor.htm

Lots of humorlinks	http://www.humorlinks.com/cgi-bin/sites/page.cgi?g=Academic&d=1
Laughter Therapy Enterprises	http://www.laughtertherapy.com/
Academic Humor Research	http://www.humorreseach.org/
Archives of Humour-Research	http://www.jiscmail.ac.uk/lists/humour-research.html
Healing Humor: Laughter that Facilitates Wellness	http://www.learnwell.org/laugh.htm
Humor in the Workplace and Motivational Humor Presentations	http://www.allenklein.com/
Focus full-time on the positive power of humor	http://www.humorproject.com/
Association for Applied and Therapeutic Humor	http://www.aath.org/
Political Humor	http://politicalhumor.about.com/
Laughter and the Brain	http://faculty.washington.edu/chudler/laugh.html

Je toller, desto besser. Eine Improvisation von Lachen unterbrochen und in Lachen begraben. Das fehlt uns heutzutage.

Christian Morgenstern

BlütenSeelen®

Blütenessenzen aus bayerischen Wildkräutern

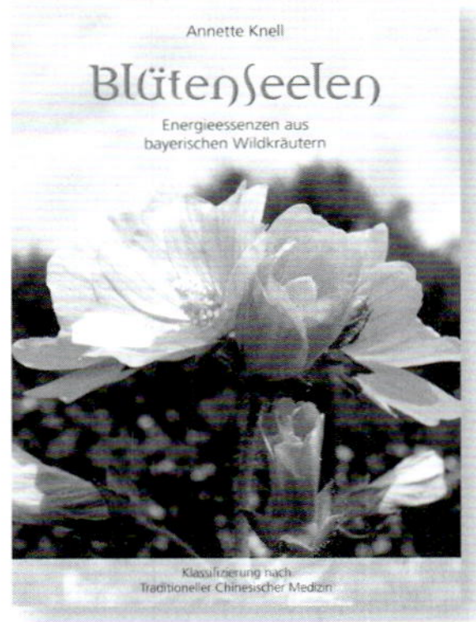

Paperback • 24x17 cm • zahlreiche Farbabbildungen
ca. 190 Seiten • ISBN 978-3-941317-05-5 • 16,80 Euro [D]

Lesen Sie alles über die Entstehung der BlütenSeelen. Wie sie ausgewählt, angewendet und dosiert werden.
Die Heilkraft von 21 Wildpflanzen, ihre traditionelle Anwendung in der Kräuterheilkunde und Klassifizierung in der Traditionellen Chinesischen Medizin werden im Buch beschrieben.

Abenteuer Wildkräuter

Kulinarische und spielerische Entdeckungsreise für die ganze Familie

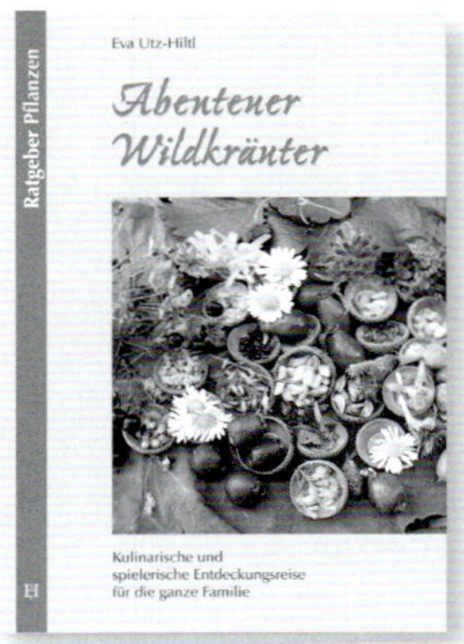

Paperback • 24x17 cm • zahlreiche Farbabbildungen
72 Seiten • ISBN 978-3-941317-01-7 • 9,95 Euro [D]

Unbekannte Düfte und verschiedene Geschmacksrichtungen regen die Sinne an.
Im Buch werden 40 Tipps für die Zubereitung von leichten und delikaten Wildkräutergerichten ausführlich beschrieben.

Die Bücher des Schwedhelm Verlags bestellen Sie in der Buchhandlung Ihres Vertrauens, oder direkt beim Verlag (www.schwedhelm-verlag.de)!